U0027746

護腸胃抗脹氣

Das Pups-Tabu
Was wirklich gegen Blähungen
hilft – und dem Darm guttut

14天計畫

放屁‧打嗝‧脹氣‧便祕是腸道求救的信號！
透過低產氣飲食法，恢復腸胃健康

楊‧賴恩 Jan Rein 著

羅秀青 譯

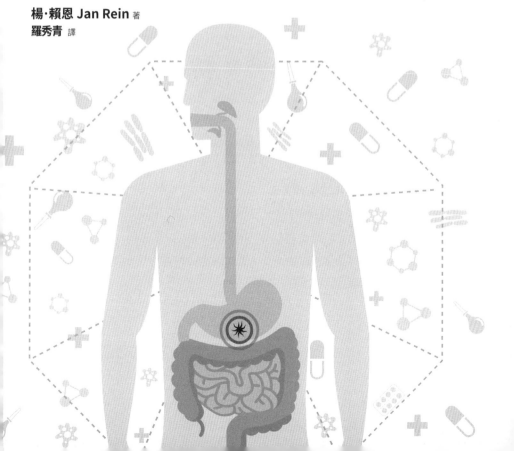

目錄

第五章　自然生理反應是不懂繁文縟節規矩

第六章　食譜

導論

　　在過去 24 小時內，已經大約有 1,110 億次的屁產生，其所釋放的氣體已可照亮全世界了。而且啊～我們當中的每個人，都對此有所貢獻——我們每人每天平均要放屁 15 次。有時，屁聲大如轟雷灌耳；有時，屁聲小若蚊蠅。至於屁味，有時沒什麼味道，有時又難聞到令人作嘔。大部分的時候，我們都能在適當的時機，成功地偷偷放屁！然而，若有需要，我們可以將屁給憋回肚子裡去。因為我們不知道，要是肚子裡的氣體和體外的空氣接觸，會發生什麼狀況，所以都很感謝擁有此種能力。若忍不住而大鳴大放起來，那場面就會變得非常地尷尬了。

　　但，究竟為什麼要對放屁這種行為感到丟臉呢？一位成年人放屁的次數，和他開懷大笑的次數，是差不多的。兩者不同之處在於：我們很樂於展現我們正在大笑，但是對於正在放屁的這個行為卻不然。不應該這樣雙重標準的啊！但不論是在社群媒體的相片或影片裡，在約會或是面試的場合，在電視上或廣播節目中到處可見大笑者或聽聞大笑的聲音。那放屁聲到哪去了呢？在我們仔細地審視一下統計數字後，就會明白，我們應該也常常會遇到放屁的行為才對啊！

　　腸胃的消化，尤其是其聽得到並且也聞得到的伴隨者——「屁」在我們德國的文化裡，被視為是一種禁忌議題。每個社會中，都有一些不能做、不能說，或者是連想都不能想的事情。好像是愈文明進步的社會，禁忌的形成，就愈肆意。在許多原始部落民族的社會裡，在日常生活中，聽到、聞到甚至看到身

體的排泄物，被視為是再自然不過的事了。然而在我們的社會裡，超愛用芳香劑、室內噴霧劑或是用音樂聲，來掩蓋我們源於動物根源的排泄物與屁聲。

若是在大庭廣眾之下，忍不住還是放了個屁，常常會用詼諧幽默的說辭，來化解此種尷尬的場面。以往常用開玩笑的方式，來處理與禁忌有關的事物。因為，在一種安全又幽默的氛圍下，不僅可以放膽批評時政議題，就連禁忌話題，也是被容許談論的。這就是為何在娛樂性的電影中，充斥著放屁的場景。例如，在《白爛賤客》（*Jay und Silent Bob schlagen zurück.*）影片中，艾麗・拉特（Ali Larter）以幾近特技般的姿勢接近雷射防盜器時，在一個漂亮的飛躍動作後放了個屁，因而啟動了防盜器的鈴聲大作。這個導致任務失敗的屁聲，不僅讓警鈴大作，也引起了電影觀眾的大笑。一位魅力十足的女人在放屁？這樣的影像與我們所受過的美感教育，完全不相符啊！

《豬頭漢堡飽》（*Harold & Kumar Go To White Castle*）這部喜劇片，同樣運用男女性別上的不同，來處理對排泄物聲音的不同反應。為了要達到成功打破禁忌話題的底線，該片呈現了兩名年輕女子，如何以香腸代替船舶，玩起「沉船」遊戲，但在原文英文版卻稱為「糞便戰役」。該片場景呈現的是：在公廁裡，兩名年輕女子狂放不羈的放屁與拉屎，比賽看誰發出的聲音較大聲；與此同時，兩名男主角哈洛德（Harold）與庫瑪（Kumar）正躲在兩名年輕女子廁所之間的廁所內，幾乎無法忍受其噁心至極的感覺。在《七日之癢》（*nach 7 Tagen-Ausgeflittert*）的電影中，班・史第勒（Ben Stiller）飾演見證

女人放屁的角色。當飾演他太太麗拉的瑪琳·艾珂曼（Malin Åkerman），從魚水之歡的床上起身離開，進入浴室要上小號，從浴室內傳來非常清楚的放屁聲響。但瑪琳辯解道，這聲響並非她躺在床上的先生所想的那樣——從肛門發出的屁聲，而是陰道氣響。一種從陰道發出的屁聲。

若有人相信，幾十年前的電影，在排泄物與屁聲方面的畫面處理，會較保守拘謹些，那就應該仔細地看看這部 1974 年的電影，《閃亮的馬鞍》（Blazing Saddles）。在一段最經典的場景中，11 位牛仔圍坐在營火前吃豆子大餐，並且同時即席演出一場打嗝與放屁的演奏會。此種類似的電影場景，可以在無數的電影中找到，如《王牌大賤諜》（Austin Powers）、《瘋狂高爾夫》（Wahnsinn ohne Handicap）、《雨人》（Rain Man）、《活人牲吃》（Shaun of the Dead）、《阿呆與阿瓜》（Dumm und Dümmehr）、《與狼共舞》（Der mit dem Wolf tanzt）等等。這些電影放屁的橋段，就是只有一個目的：要讓電影觀眾大笑出聲。

就算是生活在視覺媒體掌控的時代，還是要好好深究腸道內的氣體這個議題。班傑明·富蘭克林（Benjamin Franklin）美國建國者之一，曾發表了一篇名為〈神氣地放屁吧！〉（Fart Proudly）的短文。在他之前以及之後，也有許多人寫過關於腸胃脹氣的文章以及與脹氣禁忌相關的文章。

例如：希波克拉底（Hippokrates）、但丁·阿利吉耶里（Dante Alighieri）、亞里斯多芬（Aristophanes）、威廉·莎士比亞（William Shakespeare）、弗朗索瓦·拉伯雷（François

Rabelais）、維克・多雨果（Viktor Hugo）、西格蒙德・佛洛伊德（Sigmund Freud）等等。班傑明・富蘭克林可和這群人組成一個社團，來討論這個脹氣禁忌的議題。女人也可以毫無障礙地用書面的方式，來表達其對脹氣的看法，琥碧・戈德柏（Whoopi Goldberg）在其 1997 年出版的論文集中，業已證明了此點。在此論文集中，她花了一整個章節的篇幅，以〈腸胃脹氣〉（Wind）為標題，深入探討一直以來被許多人視為輕浮的議題。事實上，在過去，言行一致的戈德柏，已在許多電視訪談的節目中，多次地「釋放」了她的腸胃脹氣了。

像我們一般的普通人，也經常會遇到身體產生腸道脹氣的聲響。這種情形通常都發生在身體的下半部嗎？我們的答覆是：不一定，也可用嘴發出聲響。例如：當希爾達阿姨第 12 次重複敘述艾莉卡的爛髮型時，我們會因無聊而打哈欠，同時腦中會冒出這樣的想法：這關我「屁事」啊！另一個例子是：這位新的女實習教師第一次進入二年 B 班的教室時，教室內的同學們是用放屁的聲響來迎接她，用胳肢窩製造出的神奇放屁聲響。你看到了：放屁的行為——不論是真放屁，還是偽裝出來的聲響，到處都有啊！

脹氣治癒之路

就算前述所舉的例子不是真的發生：對許多人來說，脹氣也不是件讓人高興的事。在例外的情形下，因放屁而導致的尷尬情境，甚至會引來殺生之禍，如吉姆‧道森（Jim Dawson）在《尷尬的氣味》（Who cut the Cheese？），一部描述屁學的文化史書籍。在他之後，理查‧約翰遜（Richard Jobson），一位 17 世紀的冒險家曾記錄到，當時聚居在今日迦納地區的阿散蒂部族（Ashanti-Stamm）的成員們，對於在陌生人面前放響屁，感到極度地恐慌。約翰遜在其文獻中記錄著，一位年長的部族成員在其部落首領前鞠躬致意後，不小心放了個屁，隨後便上吊自殺了。這名上吊的男子留下書面聲明，字字表明了對自己放屁的行為，羞愧到想死的念頭。

就算是只有極少數的例外情形下，脹氣可能會導致生命危險。但對數以百萬的人來說，持續性的感到腹脹，並且伴隨著噁心的屁味，確實是個令人困擾的問題。那些有此困擾的人，知道我在說些什麼。脹氣常伴隨著其他消化方面的毛病，如抽筋、拉肚子、便祕或者是胃食道逆流等等。這也就是我為何撰寫此書目的，因為我自己就曾經歷過這一切的折磨。

我的苦難經歷持續了有兩年多的時間。在這段時間裡，我因為恐懼無法控制放屁以及其難聞的味道，所以過著離群索居的生活。又因為隱士般的生活方式，我罹患了飲食障礙以及運動成癮症。我變得容易憂鬱並且漸漸地與那些我愛的人疏遠了。因為我的身體以及失控的放屁行為，我感到十分地羞愧。

在我脹氣最嚴重的時期，我一天要放屁 80 次。對今日的我而言，聽到這 80 次的放屁次數，與我在前面開始時所提到的正常次數是 15 次，仍讓我感到不寒而慄。因著放屁是禁忌議題，我抗拒著在公眾場合談論腸胃脹氣的問題，不去找醫生就診。我陷入過度放屁的震驚中，放屁次數遠遠多過正常人的好幾倍，久久無法自拔。不向外求援，我反而寧願靜靜地躲在由憤怒、與自我怨恨所築起的高牆內。當我經過長久地自我掙扎，終於從高牆後走出，並且就醫求診時，好像有點晚了。在歷經數月於不同候診室間不斷地轉換，也曾就診於許多不同的西醫醫生與傳統自然療法的醫生後，終於帶著腸躁症的診斷結果返家。此病症是否有好轉的可能性？不可能。

我憤怒地撕爛了那本有關腸躁症的衛教宣導小冊子，那本當時我的腸胃專科醫生給我的小冊子。同時，下了決心，要靠自己的力量，找出改善腸躁症的方法。我給自己的第一個提問是：我的生活方式是否要如以往般一成不變地繼續下去嗎？若我的生活要由恐懼來決定的話，恐懼下一次放屁的來臨以及其氣味，那是我絕對不想要的生活！因此，我從日以繼夜地查詢資料開始，認識腸胃脹氣的始末。繼之，以自己的身體為實驗對象，進行了無數的自體實驗，在對抗脹氣的戰役中，依照查詢到的眾多建議裡，藉由自體實驗，歸納出有效的、效果有限的以及無效的改善脹氣的方法，自闢一條自我救贖之路。直至今日，我感到我的身體已經比以往要好很多了。脹氣的經歷已經成為過往的歷史了。更重要的是：我終於感到身體舒服多了。

成書始末

　　今日回想起那段過往的日子，那段從早到晚由肚腹的脹氣所操控的日子，不禁要反問我自己：「真的有必要就放屁這個議題，撰寫一本書嗎？」因為，在正常情況下，腸胃脹氣是不需過度擔憂的，因其對身體健康是無害的。不論年紀多大，不論是男是女，是胖子或是瘦子，每個人都會放屁。放屁已經成為我們每天的伴隨者——其如同胃裡發出的咕嚕聲，嘴巴發出的打哈欠聲，或是口鼻發出的打噴嚏聲一般，再正常不過了。放屁是將體內不受歡迎的氣體，排放出來，並且在正常的消化運作下，此種排氣的運作常常持續一整天，而我們對此卻完全渾然不知。

　　然而，我想要打破這種對放屁議題絕口不提的禁忌，同時，對此議題進行深入探討，讓那些和我一樣受此折磨的讀者們，可以因被理解而受到更好的對待。基此，我想要撰寫本書，藉此與你分享，所有個人有關脹氣的經歷與所獲得的相關知識。此書撰寫的內容，不僅是以我本人的自體實驗為基礎，也包括許多專業知識的探究，因此也獲得了許多專家學者在專業知識方面的奧援。藉此出版本書之際，必須感謝的專家學者計有：德國奧德河畔法蘭克福歐洲大學語言運用與溝通治療講座教授哈德慕特・史略德（Hartmut Schröder）、德國克雷費爾德綜合醫院的醫學教授院長湯瑪士・浮力寧（Thomas Frieling）、來自美國波士頓腸胃專科醫生、研究員以及書籍作者的阿雷西歐・法桑諾醫生（Alessio Fasano）以及來自澳

洲墨爾本大學心理學教授以及書籍作者尼克・哈斯蘭（Nick Haslam）。誠摯地感謝他們專業的建議、指導與見解，讓我對自身的經歷以及在專業知識的探究方面，有更深一層的認識，並將其總結出版，以書籍的方式面世，希冀嘉惠或協助更多的讀者。

不論你「只是」想要多知道些人類生活互動中，有關脹氣以及禁忌的訊息；或是，你正端坐在辦公室中，感到肚子的脹氣愈來愈難忍受，想要尋求有效的改善方法；或者，你正遭受自己放不停的臭屁所折磨，不知如何是好？正是為了滿足你們這些人的需求，我才撰寫了這本書喔！

本書將以一般性的導論，揭開禁忌王國的面紗，探究禁忌的意義與目的，並找出身體的運作為何會和禁忌扯上關係，以及何時禁忌的規範會對我們產生助益；何時卻會對我們造成傷害。以上所述，為本書的序曲。

本書的第 2 章，我將多描述一點有關我個人親身經歷的脹氣經驗。然後，你就會比較能夠理解，為什麼我要撰寫有關脹氣的這本書。

本書的第 3 章將探究以下的問題：我們究竟為什麼會放屁？哪種氣體必須為這難聞的屁味負責？心理的狀態、性別以及生活方式對於脹氣的形成有何影響？又，不同的心理的狀態、性別以及生活方式，會如何與脹氣共處？並且，本書會仔細審視消化運作所需的基礎條件，以及其所需的營養有哪些？如此，將使讀者更能理解，要運用什麼方式以及策略，才能夠長期地優化我們的消化的運作系統。

本書的第 4 章將探討實際執行的面向。所有之前從本書中所學到的建議與方法，將在本章節中，以有效的飲食計畫呈現出來，我將之命名為低產氣飲食法（Low FART Diet）。此外，我亦會在書中闡明，如何在日常生活中避免脹氣，以及運用哪些祕訣，可以優化消化系統的運作。同時，藉由本章節的介紹，讀者也將了解，哪些是對脹氣的消解，完全無用的騙術，甚至會對身體健康導致嚴重的傷害。

　　為何自然界不講究繁文縟節？故此，就算情況顯得如此的不適合放屁，我們仍舊必須接納這個事實，脹氣就是我們生活中的一部分。這在本書的第 5 章會探討。

　　在優惠加量不加價的第 6 章中，我將告訴你，有哪些低產氣飲食法的食譜，可煮出美味又營養的餐點。此外，我將在這個章節中，答覆一些常見的脹氣問題。

第一章

禁忌主導的世界

「禁忌仍舊是最貼近事實的真相。」

————巴布・狄倫（Bob Dylan）

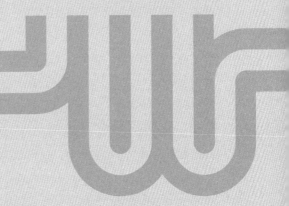

人類最古老的法則

在新近的文學史中，佛地魔就是有關語言禁忌最有名的例子之一。他乃是喬安娜・羅琳（Joanne K. Rowling）所撰寫的《哈利波特》（Harry Potter）一系列小說中的靈魂人物，特別是在書中，佛地魔被描寫成「那位不可直呼名諱的大魔王」，這顯示出，禁忌的法則，是根深蒂固地存在於藝術與文化裡。為了不直接稱呼這位黑魔王的名諱，便使用其他名稱，如：「那位不可直呼名諱的神祕人」，或是「黑魔王」來代稱其名，欲彰顯「佛地魔」這個語言禁忌的不可親近性、神祕性、不可言說性以及產生令人毛骨悚然的恐懼感。然而，禁忌不僅僅只是為了賦予小說情節的張力，而虛構出來的社會規範，而是真真實實地存在於社會中的規範。有些禁忌是如此巧妙地隱藏在人類社會生活中，以至於無法一眼認出它的存在。另有一些禁忌是如此顯而易見，且為大多數人所接納並遵守著。禁忌究竟是何時產生的呢？它的存在，就如同人類歷史一般地亙古悠長。禁忌能夠榮登人類最古老法則的寶座，其來有自。第一，大部分的禁忌，皆是無法理性地予以解釋；第二，不准對禁忌產生懷疑。因此，一般人，自然而然就是會遵守禁忌的規定。[1] 法律的規定及其制裁，在禁忌的面前，就顯得多此一舉了。

對於禁忌在過往以及今日是如何形成的這個議題，仍眾說紛紜。為何時至今日，禁忌的規定，仍深植在我們每一個個人的腦海中。原來，禁忌的孵化時間點，要追溯到我們的童年時期。若我們在記憶的深處，回想這三個句子，這三個我們曾從

我們父母的口中所聽到的句子，一切將顯得合情合理了，就是：

1. 不可以這樣做！

2. 這樣是不禮貌！

3. 不可以這樣說！

這樣看來，禁忌，理所當然地是從上一代傳給下一代的。我們從我們的父母那裡，接受了禁忌的法則；而我們的父母又是被他們的父母，藉由前述的三個句子所社會化的。基此，每個世代都繼承了上一代所傳承的禁忌法則，最後，社會便將集體的禁忌，視為是法律規範與社會秩序的核心要素。而我們也會基於善意，將我們自己內化的禁忌法則，傳承給我們的孩子，例如：男孩不要在公眾場合挖鼻屎，或在胯下搔癢；女孩要有淑女的樣子，不要雙腿大開地坐在那裡。因為，沒有人會想要生活在一個隨時有人在你面前挖鼻屎，充滿屁味的社會裡吧？

對此，理查・李維斯（Richard D. Lewis）有著十分貼切的描述[2]：「在我們自身的文化裡，自有一套行為準則告訴我們：什麼是正確的或錯誤的，什麼是合宜的或不適當的，什麼是得體的或不正經的。這套父母與師長所傳授給我們的準則，同時，也得到朋友與同儕所認可的準則，不僅涵蓋了基本的價值觀與道德感在內，而且也包含了我們所有生活情境中，應有的正確行為規範。」

那些在同一個文化圈中，例如：家中、宗教團體以及親朋好友等，適用的行為規範，就不適用於跨文化的族群社會裡了。在我們已然全球化的世界裡，禁忌的法則並非放諸四海皆準，因此，打破禁忌的事件，就成為每天都會上演的戲碼了。在此

地被視為禁忌的行為，在其他地方卻變成是合於常規的，甚至是期待你表現出這樣的行為！或者是情況與前所述恰好相反，在此地被視為得體的行為，在其他地方卻變成是禁忌！例如：來自西方文化圈的旅客（特定文化裡才有的反感），會對中國餐館裡的景象，感到錯愕：怎麼會有人在餐桌上這麼肆無忌憚地大聲打嗝、隨意放響屁以及旁若無人地享受著吞雲吐霧的樂趣*！？因文化不同，而產生荒謬禁忌的例子，不需要刻意到國外去尋覓。在我們日常生活中，隨處就可看到一些似乎是十分矛盾的情景了。例如：揮舞國旗這個行為，在別的國家被視為是理所當然的行徑，但對德國人來說，基於那段納粹德國黑暗的歷史印記，卻被視為是禁忌。直到 2006 年，由德國主辦世足賽期間，大家都沉醉在足球賽事的激情裡，前述的集體禁忌才逐漸被打破。感覺路上行駛的小轎車，都化身成為以德國為榮的親善大使圖像，每輛車前都插上黑紅金的德國國旗，遊行式地緩慢駛過街道（特定文化裡才有的行為）。另一例子是：古羅馬人在一間最多可容納 50 人的公廁裡，不分性別地集體一起上大號（特定時間點才有的行為）！這種情形，若發生在今天，會令人覺得不可思議！再舉一例：衣著半裸的網紅們，用粗鄙猥褻的語彙，和他們的青少年粉絲們，大言不慚地談論性交的姿勢。這對千禧年後出生的年輕人來說，再正常不過了。但對父執輩們而言，他們會不斷地搖頭，來表示他們對世風日

＊譯註 德國文化裡，身體器官發出聲響或排出的東西，皆是骯髒不禮貌的。所以，打嗝或放屁絕對是禁忌。也不會直接從口中吐出口香糖，而是用手將嘴裡的口香糖取出，包在衛生紙中丟掉。

下的嘆息（特定世代而有的行為）。

禁忌一詞的由來

18 世紀末，當詹姆士‧庫克（James Cook, 1728 ～ 1779）
與其同行者於南海航行時，帶回歐洲這個波里尼西亞語的 tapu
時，他們還未意識到，歐洲人對此字全然毫無概念。很快地，
英格蘭人便將此字納入其字彙中，賦予該字「另類並且陌生」
之意[3]。順帶一提，這是南海語系中，我們懂得如何使用的極
少數字彙之一。對於那些當年航行於南海的探險家們來說，這
樣的意義解釋，讓這種不存於他們理性概念中的字彙，成為一
種他們可以理解的解釋。這倒底是什麼意思呢？舉例來說：
「tapu」可以用來理解「食人族」以及「雜交的性關係」。值
得一提的是，一直到 18、19 世紀之交，「tapu」這個字的意
思，僅僅限於描述原始民族。當時，對於那些已被教化的文明
民族而言，「tapu」的意思與人類最古老的法則之間，完全沒
有任何關聯。當時，不可直呼魔鬼的名諱以及不可輕薄國王的
女兒，是三歲小孩都知道的事，根本不需要有禁令或禁忌的社
會規範。直到西格蒙德‧佛洛伊德（Sigmund Freud）在其著
作《圖騰與禁忌》（Totem und Tabu）中使用了「tapu」這個
字彙，才讓其進入文明社會的慣用語彙中。自此，學術界認真
地討論著「tapu」（禁忌）這個字彙的根本意義。後來，「tapu」
就與其原始意義──「另類並且陌生」之意漸行漸遠，進而轉
變為我們日常慣用的「禁忌」之意了。

雖然存在著打破不同文化禁忌的事情，其可開展我們面對禁忌時的胸襟。但有些禁忌是無法打破的。例如：在德國這裡，狗是被允許在午餐時，坐在餐桌旁的。但桌上擺上一道狗肉佳餚，就是禁忌了。例如：西方國家愛狗人士聽聞中國玉林的狗肉節時，他們的抗議咒罵聲，如雷貫耳，令人無法忽視。這些禁忌的規範，呈現出在情感層面上的相對性。我們並非與生俱來就吃狗肉或不吃狗肉。這種不吃狗肉的禁忌規範，乃是取決於自身所處的文化規範。因此，禁忌乃是觀念的議題。基於禁忌議題的複雜性，我在本書中，僅以下面這種最簡化的描述，作為我對禁忌的定義，意即：禁忌就是那些不可做、不可說，以及連想都不可想的事物。

　　然而禁忌這個概念，不僅僅只有一種定義。若翻開字典或是在網路上搜尋，在數位時代的今日，什麼才是禁忌，就會找到以下對禁忌的這些定義[4]：

1. 對特定行為的禁止規定。特別是不可碰觸、直視以及稱呼神聖的人或物件的名諱；或是，不可享用特定的菜餚。
2. 不成文的規定。在某一社會中，基於特定的觀念，禁止從事特定的事物。

　　前述對禁忌的第一個定義，和我們的討論無關，乃指不同歷史時期的禁忌概念，是民族學方面用來描述某些陌生的文化。過去數十年的時間裡，日常生活中所使用的禁忌概念，已經演變成為前述的第二個定義，其乃源自度登德德字典裡的定義：某個團體約定成俗的社會規範與習俗。用民族學者郝斯特‧萊曼（Horst Reimann）的話來說，禁忌就是社會生活中的不喻

自明。因此，禁忌在行為規範方面，具有重要的社會功能，其架設了社會所允許的行為界線以及認可特定的權威規範，例如：禁忌的法則，確保了財產以及統治的關係以及特定社會秩序的運作。簡單地說：禁忌就是不成文的文化法則[5]。

在我因撰寫此書而搜索有關禁忌定義時，問過了語言學者哈德慕・史瑞德（Hartmut Schröder）這個問題，是否禁忌這個字彙，有一個統一的定義呢？他的答覆是：沒有。在得到他答覆的第一時間裡，我感到十分的沮喪。天啊！禁忌乃是我這本書的主要概念，沒有一個統一的定義，那我究竟應該要如何去理解這個字彙，或者，正確地加以描述呢？要十分感謝史瑞德教授的協助，讓我找到了傳播學學者葛哈・馬列次克（Gehard Maletzke）的一段節錄：「每個文化都認得禁忌，就是必須嚴格遵守的禁令規範，違反者必須處以一定的制裁。禁忌包括那些不准觸碰的物品、不准進入的場所，以及不准說出口的話語。」[6]

那麼，哪些是你不准碰觸的物品？哪些是你不准進入的場所？哪些是你不准不准說出口的話呢？我強烈的希望，你將會自己發覺自己身邊周遭的禁忌規範。

禁忌的意涵與荒謬

就禁忌本身而言，無所謂的好禁忌或壞禁忌。會對禁忌產生正面或負面的評價，完全取自於：如何使用禁忌規範，以及為了什麼目的而使用它。因此，需要將不同的觀點再以分

類，方可探究與評價禁忌的意涵與荒謬。特別是有個關於禁忌的問題，急迫的需要解答：究竟為什麼會有禁忌的產生？過去的數十年間，已經有許多的學者們以及哲學家們探討過這個問題了。其中，最重要的語言禁忌起源的分類，就屬烏爾曼（Ulmann）與屈爾尼（Zöllner）所做的分類：[7]

一、源於恐懼而產生的禁忌

    1. 此乃根源於神祕與魔法的世界觀，但此種世界觀在西方的社會中，幾乎已經失去意義了。

    2. 例如，因為害怕遭逢災難或不幸，避而不談鬼怪之事。

二、源於敏感與思慮周密而產生的禁忌

    3. 特別是有關疾病、殘障或死亡等情形。

    4. 例如，對某位癌症病患提出這個問題：「你感覺你今天的病況如何？」

三、源於彼此關係生疏以及考慮到面子問題而產生的禁忌

    5. 特別是有關身體器官的切除，或是身體功能的障礙等，如：性能力。

    6. 例如，在大庭廣眾之下，放屁。

四、源於社會生活的合宜性以及意識形態的動機而產生的禁忌

    7. 根源於政治正確而產生的禁忌。

    8. 例如，我們今日不再用黑奴的字眼，取而代之的是用巧克力這個詞彙。

    基於前述這四個語言禁忌的基本動機，就可以輕易地理解禁忌所代表的意涵與所欲達到的目的了。例如，語言的禁忌可以維護病患的尊嚴，維持社會秩序，以及避免產生歧視的事件。

然而，語言禁忌的此種保護功能，也有可能會產生負面的效果。對此，每個人都可證明，因為語言禁忌的不可明說，當事人只好獨自承受其痛苦，而不敢向別人述說。以前，若某人不幸成為某個禁忌行為的犧牲者，而這種禁忌的行為，卻因著語言的禁忌而受到保護，這種情形令身處現代社會的我們，感到十分不悅。例如：虐童案例中，受虐兒童往往要到成人時，才會有勇氣述及過往被虐的情形。而在虐童情形被揭發後，將會發現，其他家庭成員當時知道有虐童的情形發生，卻保持緘默。因為如果某人沒做某事，就不會被傳講與某事有關；意即：某事若沒被傳講著，就表示沒發生該某事。所以，活該的受虐兒童只好在死寂的小房間內，默默承受著痛苦的折磨。

關於消化這個議題，也存在著語言的禁忌規範。然而，消化這檔事，卻也關乎著每個生物體——從勤奮的蜜蜂到大海裡的藍鯨以及辦公室中的人類，維持其最基本與最自然的生命運作過程：不論是否願意，所有的生物體都需要消化這個過程以維生。要不要談談消化這個議題啊？最好是不要！不在公眾場合談及消化議題的禁忌，就如同其他的語言禁忌一樣，符合了下列三項條件：[8]

1. 支持噤聲，同時，確保禁忌行為不會出現（不可以做，並且也不可以說。例如，不在公眾場合放屁，並且也不會在餐廳吃飯時談論這「屁」事）。

2. 若出現禁忌的行為，盡量讓它不要那麼引人注目，或是想辦法掩蓋或美化它（在遵守某些規範的特定情境下，做出了禁忌的行為，但對此避而不談，裝作沒發生一

樣。例如，在吵雜的地鐵中放屁，但卻不會鑼鼓喧囂地大聲公布：我放屁啦！）。

3. 掩飾作出違反禁忌的行為（正常情況下，是不會作出違反禁忌的行為。但若不小心做了，只會背地裡偷偷地講或是企圖文飾此種違規行為。例如：放了屁，卻宣稱是有人咳嗽了）。

前面所列舉發生禁忌行為時的三項處理原則，對你而言是不是似曾相識啊？恭喜你！那證明你不是不食人間煙火的神仙，而是一個不折不扣的凡人。我們每個人都十分小心翼翼地依照個人所處的情況，慎選前述適合的原則，來處理所面臨的禁忌行為。這是再自然不過的行為了。在這裡，我不是要呼籲，建立一個百無禁忌的世界，一個響屁不絕於耳的世界。我只是想要打開那道我們所架設的柵欄，那道區分現代人類與靈長類是否具有羞恥心的柵欄。至於放屁的是是非非，應該要看所處的情境來斷定，該禁忌本身並非毫無意義，但也不總是有理。一個有禁忌規範的社會，藉由禁忌的運作，「可以依照社會情境調控該社會的集體行為，而排除極端的社會行為」[9]。我們舉個例子來說明，會較清楚。試想：一個百無禁忌的世界，會是怎樣的世界？一個百無禁忌的社會，因為沒有禁忌規範——沒有因敏感、愛面子、意識型態或恐懼而產生的禁忌規範，那麼，一些原本特殊的情形將會變成是常態。舉放屁為例：到處都可聽到我們同胞此起彼落的屁聲，並且不斷地聞到這些難聞的臭味。在此種情況下，就算是被視為性感象徵的臀部，也會失去其原有的魅力。此時，禁忌規範對社會所應具備的防護性與阻

礙性的功能，將蕩然無存。簡而言之：一個百無禁忌的世界將
會是另一番景象。而且是完全超出你的想像的景象。並且，對
大多數人來說，他們也將不願意居住一個百無禁忌的社會裡。

無所不在的禁忌話語

在我們探討過禁忌的概念、意義及其功能後，現在將進入
正式主題的探究。我們的身體常常淪為禁忌之處。依不同的文
化、宗教、地區、與時間點，我們身體的不同部位的功能、身
體不同部位所發出的聲響以及所產生的體液、慾望需求、情感
需求、疾病以及死亡皆與語言禁忌有關。例如：腸胃脹氣是禁
忌、性關係是禁忌。至少，有時似乎感覺到，作為人本身，就
是禁忌。有誰會公開說起，是什麼困擾著他，讓他夜不成眠？
我們寧願和困擾我們的問題，一起躲在面具後，逃進讓人神經
緊繃的日常生活中，把注意力放在芝麻蒜皮的瑣事上，而非關
注那些讓我們備感壓力並且應該面對處理的事情上。 我們總
是死愛面子，想扮演好自己的腳色，並向外界展現自己完美的
一面。怎麼啦？你感到不太舒服嗎？因壓力而感到腸胃脹脹的
嗎？你想要指名道姓地談談那些讓你憂心重重的事情嗎？不可
以這樣做！這絕對是禁忌！

禁忌的偽裝

為了可以免於尷尬地和語言的禁忌共處，我們人類創造
了委婉用語。這種掩飾性的用語，讓那些日常生活中，非關專

業術語的禁忌詞彙或語意，不會顯得那麼粗俗或令人感到不舒服。那些被視為是禁忌而被人們通用的委婉用語，也會代代相傳下去，並且讓人聯想起一些兒童用語，此證明了委婉用語早在童年時期就已深植人心了。以下僅舉一些例子，以資佐證：

應避免的用語	委婉用語
死亡	睡著了，離開我們了
臀部	蜜桃
陰道	小貝殼
陰莖	小香腸
糞便	大號
性交	作愛
放屁	排氣

我們全都在使用這些委婉用語。其已成為我們日常用語的基本元素了，並且我們使用起這些委婉用語，顯得得心應手，毫無困難。同時，我們使用這些委婉用語頻率之高，已超出我們的想像了。若我們所摯愛的一人往生了，我們通常會說：「他上天堂了或往極樂世界去了」，而不是用生物學的用語：「他死了」。有時，視死亡為禁忌而不去談論，反而會有一種安慰的效果。在談論性的議題時，我們常會脫口而出地使用「作愛」一詞，而較少用「性交」這個詞彙。臀部大都被稱為「屁股」或是「蜜桃」。委婉用語就是我們以自己的方式，在扮演著長襪皮皮（Pipi Langstrumpf）的腳色。我們藉由委婉用語的使用，

讓詞彙以我們所喜愛的方式，被運用在我們日常生活之中。

　　然而，我們不僅藉由委婉用語的詞彙，來與禁忌和平共處，或是掩蓋禁忌的行為。我們也在日常生活中，用下面的行徑，來掩飾我們動物性的根源：用體香劑或香水，來掩蓋體味；刮除體毛，讓我們外表看起來與其他動物相去甚遠；用廁所芳香劑遮蓋排泄物的氣味。這些行徑讓人有所錯覺，好像不僅是特定的概念或行為，會被視為是禁忌，好像連身為人本身，都成為是禁忌了。

生理現象、謀殺與殘疾

　　在 21 世紀的今天，正值青春期的青少年們藉由《為青春喝采！》（Bravo）雜誌*讀者信箱專欄夏博士的解說，來理解如何「作愛」，是件再正常不過的事情了。這在我父母那一代，是無法想像的行徑：不僅無法詢問他們自己的父母有關性愛的問題，更遑論去函雜誌的讀者信箱，詢問這方面的私密問題呢！有關女性的月信，在今日也是一個再普通不過的議題了。但時至今日，仍有許多國家將其視為禁忌話題。不然，為何 2016 年在里約舉行的奧林匹克運動會賽事上，中國女泳將傅園慧接受訪問時，坦承因月事之故所以比賽成績不理想一事，會引起如此大的騷動？當傅園慧被問及為何比賽成績落到只有第四名時，她答道：「我昨天月事來了，所以感到十分疲憊。然而，這也不能作為我比賽成績差的藉口，我就是游得不夠快，所以

＊譯註　該雜誌創刊於 1956 年 8 月 26 日，是專門針對青少年而發行的雜誌，為德語系國家中，發行量最大的青少年雜誌。

成績表現差了。」這樣的答覆，不正好是為八卦雜誌創造了最好的話題，而這話題對許多的中國人來說，是種侮辱的話題。

恰好某些特定的身體部位及其功能，對許多德國人來說，也是不可言說的禁忌。庫拉吉娜‧劉波夫（Liubov Kuragina）在其博士論文中，探討了德國與烏克蘭境內的語言禁忌議題[10]。在此研究中，她訪問了德國男人和德國女人有關他個人認為的禁忌話題。該研究的訪談問卷，計有以下 6 道問題：

1. 關於哪個議題，您是絕對不會和他人談起，也不會和最要好的朋友或親戚談起？
2. 關於哪個議題，您只會和最要好的朋友或親戚談起？
3. 在工作場合中，那些話題是您最不願意和您的老板或同事們談起的？
4. 基於什麼理由，您不想談論您前述所提及的禁忌話題？
5. 若和他人談及禁忌話題或令人尷尬的話題，會令您感到困擾嗎？
6. 若在談話中出現了禁忌話題，您會怎麼辦？

該問卷的答覆涵蓋了許多不同的議題，如：健康、家庭、死亡、疾病、性關係、財務、政治、犯罪行為或是宗教等題。在訪談時，間或穿插了非正式的聊天等輕鬆時段，有 80% 的受訪者表示，對他們而言，並不存在有所謂的禁忌話題。但，他們只會和最信任的人談論所有的話題。庫拉吉娜以社會的發展（民主化、對抗愛滋病以及性解放等運動），使得人們已從規範與教條中獲得解放，來作為對此種現象的解釋。然而，在某些特定的情況下，禁忌的話題，還是無法避免的，例如：就診

面對醫生詢問時，面對警察詢問，或是在法庭上的陳述。然而，還是有 20% 的受訪者，是存在著禁忌話題的。假設，這項研究是針對德國全體國民而作的研究，那麼對將近 16 萬的德國人而言，是存在著禁忌話題的，有些事情，他們是從不和人提起的。這項研究的訪談結果，呈現出以下禁忌話題的比例：

1. 親戚家人中的強暴事件（62%）
2. 自己個人的性關係（60%）
3. 親戚家人中的謀殺事件（46%）
4. 謀殺事件、自己的薪資、生理現象以及身體的排泄物、身體殘疾（各占 20%）
5. 暴力、個人衛生習慣、宗教（各占 18%）
6. 死亡、身體部位、性關係、財務（各占 10%）
7. 納粹主義、政治、疾病（各占 6%）

由此，導出兩項有趣的結論：

1. 凡是和我們直接相關的人、事、物，比起其他與我們不相關的人、事、物，較常被我們列為禁忌話題。
2. 生理現象以及身體的排泄物的議題，和身體殘疾以及謀殺事件的議題，同屬同一個等級的禁忌話題。

該項訪談研究的其他結論為：在工作場合中，僅有 2% 的受訪者表示，對其而言，並無禁忌話題，其凡事皆可談論。這樣的結果一點都不令人感到意外，因為：我們都想在陌生人面前，盡可能地展現出我們美好的一面。誰會想要談論家庭裡隱晦的祕密，或是其他的禁忌話題，來引人非議呢？

然而，為什麼我們就是不談論某些事物呢？對此疑問，最

常被當作理由的答覆，計有兩個：「我個人的想法或是經歷，與其他人無關」，（占 50%）此其一；「若繼續談論這些話題，會令我感到很不舒服」（占 40%）此其二。我們大家都曾經歷此種情況：談論某些議題（例如：政治、宗教、財務等），會令我們感到不舒服，因此，我們會避開這些話題。若我們認為，對某些議題，我們根本不懂，或者害怕提及自己的小困擾，而讓談話對象感到無聊，我們通常也會保持緘默。禁忌話題可以保護我們免於暴露在尷尬、錯誤以及毫無隱私的情況下，但不談及禁忌話題的行徑，也阻擋了獲得外來援助的機會。

放屁的禁忌

　　這個社會已預先規定了，小女孩應該要有怎樣的言行舉止。她們不應該在公眾場合去碰觸私處，並且最好是一條腿交疊在另一條腿上的坐姿。年輕的女孩不可因好玩而嘗試性交，但年輕男子早就視性交為人生樂趣的一部分了。不覺得驚訝嗎？凡是和禁忌有關的規範，特別是和身體及生理功能有關的禁忌規範，就會有性別的差異產生，這不是很奇怪嗎？當男子們想要試試那話兒的功力，並且開懷大笑地議論著各自的戰績時，這在純女子的聚會場合，是很少會出現討論有關床第之事的情形。美國社會學家馬丁・韋貝格（Martin Weinberg）以及柯林・威廉斯（Collin Williams）的研究發現，異性戀的男人覺得屁聲很有趣的人數，是異性戀的女人人數的兩倍。若和放屁有關的事，女人通常都顯得較為拘謹些。因為她們害怕，若放屁被人聽到的話，可能會對她們的人際關係，造成負面的影

響。如此的差異，不是和生理上的性別不同有關，而是和社會上對不同性別角色的期待有關。因此，前述兩名學者的研究結果是，同性戀的男人較異性戀的女人更少刻意放響屁；然而，同性戀女人比同性戀男人和異性戀女人，更常放響屁。

將女人形象與排泄物過度美化的結果，出現了以下十分具有想像力的表達方式：「女人便出的都是朵朵小花。」韋貝格和威廉斯的研究結果也可以用來解釋，女人一如往昔的受到烏托邦式完美形象的折磨，甚至連放屁這麼自然的生理現象，都因此淪為禁忌的行為。此外，該項研究也顯示，異性戀的女人在上公廁時會感到非常不自在，並且恐懼她們大號時所發出的響聲，會破壞女人給人的完美形象。男人的反應恰好相反，男人的響屁與臭氣沖天的屁味，卻會贏得其男性同事的如雷掌聲。

心理分析師梅利爾（B.R. Merrill）證實，男人的這種行為，應該是公開展現一種對社會規範的男性抗議。[12] 在此，可以下此結論，放屁應該是男性的行為──至少在那邊邊廁所的寂靜小隔間內，是這樣的。再舉一例以資佐證，我有許多好朋友曾對我說過，他們從沒聽過他們的母親放屁。

言歸正傳，那麼現在哪種行為是得體合宜的呢？女人是否應該像男人一樣，興高采烈地展現她們放屁的行徑呢？這，應該由每個人自己去決定。若女人真如研究結果所推測的一樣的話，她們應該不要表現得像不食人間煙火的仙女般，維持完美著的女人形象，把屁憋回肚子裡，偶爾放個屁也無妨。

有關生理功能、性關係或是疾病等議題方面，浮現出某些特定的禁忌規範。此乃欲維護個人的隱私權以及尊嚴之故。有

這類禁忌規範的存在，令人感到安心。只有極少數的人，會想要生活在百無禁忌的世界裡。我們不需要的是那些禁忌規範，那些讓我們身體以及精神遭受折磨的禁忌規範。在我們周遭，這種語言禁忌的規範還不少哩！只要發生爭執，就不准直接指名道姓，以顧及表面和諧的假象，（例如：基於政治正確的考量）；或是意識到直接點名，會讓某些人蒙受其害（例如：在極權政府統治下的情形）；或者是直接明說，會讓自己感到有壓力或有不舒服的感覺（例如：論及不愉快的抱怨經歷）等。面臨前述的語言禁忌時，我們應該自問：我們真的要遵守這些禁忌嗎？這也是此書成書的原因。也就是，我想要分享我自己個人的脹氣痛苦經歷，並且要告訴大家，有許多的人和我一樣，遭受脹氣之苦。看看網路世界中，有消化困擾的眾多網友，用匿名的方式發出求吶喊的訊息，就會明白：破除放屁禁忌是刻不容緩，非做不可的事。這些眾多的禁忌規範倒底是什麼？禁忌規範就是藉由禁令所掩蓋的恐懼，對我們自己的恐懼。

求診的實務建議

經由前面的敘述，現在我們知道了：禁忌規範是我們日常生活的一部分。一方面，有這些禁忌規範，對我們而言是好事。然而，另一方面，這些禁忌規範不應該過分限制我們，或者是對我們的生活產生負面的影響，更不應該在我們遇到困擾時，阻止我們去尋求專業人士的協助。因此，以下提供給讀者，在

求診就醫、尋求營養諮詢以及求診於自然療法醫師時，談及一些令人感到不舒服或是禁忌的話題時，一些實務上的建議：

1. **「醫生是專業的禁忌破除者」**

   語言學教授史瑞德，曾經對我說過這句令人印象深刻的句子。我認為，他說的一點都沒錯！事情本來就是這樣，只是我們常常忘記：醫生之所以是醫生，因為他想要協助你解決病痛。因此，你要和他一起合作，共同打破語言的禁忌規範，清楚明白地詳述你的病情，這對減輕或治癒你的病痛，是非常重要的。醫生每日所從事的醫療行徑，大都和禁忌規範有關。我自己就花了很長的一段時間，並且也累積了一些不好的經驗，才明白這點。對此，容後再述。

2. **你病痛的困擾，很常見啊！**

   當我們的消化問題嚴重地影響我們的日常生活時，我們就會感覺事情大條了，並且這是異於常人的身體異常警訊。然而，你可以這樣想：你的西醫醫生或者自然療法醫師已經治療過 N 個與你有相同病症的病例了。因此，你不用害怕，你所陳述的病情或病況，可能會把醫生給嚇傻。

3. **虛無空泛的交談**

   最典型的虛無空泛交談的例子，計有：「我身體這個部位有一種很奇怪的感覺」或是「我沒辦法精確地描述我身體的這個困擾」。當你身體的病痛讓你感到很尷尬，並且，你又不想直接明說時，你就會面臨這種虛無空泛對話的情形。一位好的醫生或諮商師，將會一針見血地提問，並且讓禁忌立即破解，消失於無形。

4. **尋找一位具有同理心的夥伴**

這裡所指的夥伴，並非指你的人生伴侶，而是指西醫醫生、自然療法醫師以及營養諮商師。感謝有網路評論平台、網路論壇以及口耳相傳的存在，讓我們不至於盲目地瞎闖入一家我們不熟識的診所去就醫。我在這鼓勵讀者，盡可能地去找到一位讓你感到有同理心的專業夥伴，讓你能安心地陳述你身體病痛的夥伴，同時，當遇到感覺不好的醫生時，不要覺得害怕而裹足不前，要勇敢地邁開大步，積極地去尋找下一位醫生，一位可能具有同理心的醫生。

5. **放屁只不過是排氣罷了**

在委婉用語那個章節已經提過了，當有些詞彙已隱含著負面的語意時，我們寧可選用別的字眼代替。當你要向醫生陳述你的消化困擾時，又覺得難以啟齒，若你這樣想，就會覺得好過些了：那些拗口的專業術語，你更說不出來，但總得讓醫生了解你病痛的始末，還是用直白易懂的詞彙陳述病情，好讓醫生能夠展開治療，以減輕或消除你的困擾。簡而言之：你不是唯一有此困擾之人，在你之前，已經有許多病患用和你相同的詞彙，向醫生陳述過和你相同的病症了。

第二章

我個人的放屁史

「我放了很多屁。」

——凱蒂・佩芮（Katy Perry）

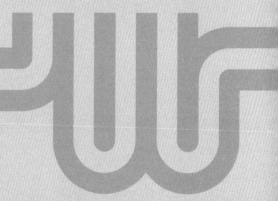

一般人可能不會相信，用 Google 搜尋凱蒂‧佩芮這個關鍵詞，或是搜尋有關她對「我放了很多屁」的自白，竟然出現超過 100 萬條的相關訊息。我的老天啊！超過 100 萬條耶！放屁，這樣再自然不過的事情，為何會引起如此多的關注？是因為凱蒂‧佩芮是一位大名鼎鼎的歌手嗎？還是因為網路社群對聳動聽聞的事件，情有獨鍾？當佛洛伊德宣稱，禁忌是源於渴望與厭惡的相互矛盾而產生的，也許，他是對的。老實講，我們也很想知道明星們的糗事啊！我們渴望明確地知道，明星和我們並無兩樣。我們想要白紙黑字的明確知道：這些明星就和我一樣！同時，我們也為她的失言感到尷尬與震驚，關於這點，有部分是源於我們自己本身也喜愛聽聞八卦的本性。這讓我想起，當我撰寫本書時，親朋好友們對我的諸多疑問，皆環繞著一個主題，就是：「他媽的，為什麼你要寫一本關於放屁的書籍啊？沒有一個人不放屁啊！這是每個人都知道的事，放屁是再平常不過的事了。」放屁是件再平常不過的事了，這，他們是對的。然而，沒人喜歡談論放屁這件事。腸道的脹氣就像早晨起床時，和鬧鐘的抗爭一樣，也和國道 1 號湖口到新竹路段，每逢假日必塞車一樣，是再自然不過的事了。在大部分的情況下，放屁這檔事是說來就來，而且常常發生時，因為是無聲無味的，所以無人察覺。若放屁發生時，味道不會太難聞，或者不太常發生的話，通常我們都不會太在意。一般碰上放屁的情形，在正常的狀況下，應該就是這樣。

若我們仔細地觀察一下，就會發現，我們乃生活在或大或小的屁陣之中，如：教室裡、辦公室內、電梯中、大眾交通工

具上以及飛機上，放屁是像是如影隨形，且無所不在。然而，這樣一種再自然不過的生理現象以及整個消化過程，卻被視作是禁忌（行徑或話題）。此種不可言說的禁忌規範，雖然可以使我們免於尷尬的場面，然而這陣陣來自臀部的小喇叭奏鳴曲逐漸失控變調，那將會讓那位備受變調奏鳴曲煎熬的小喇叭手，暴怒！我就曾經是那位備受折磨的小喇叭手。現在就歡迎各位來到我個人的放屁史。

穿著尿布的搖滾樂手

值得慶幸的事是，我的父母不是那種孩子一放屁，就把孩子給帶到浴室去的父母。但在我們家，也不是完全不管屁這檔事的放任家庭，而是對於放屁這檔事，採取一種開放的態度。小孩子才不管，放屁是否是得體合宜或是不禮貌的行徑。小孩子大部分還不受那些社會禮教的束縛，那些大人才需遵守的禮教。他們無邪好奇地探索著自己的生殖器，大刺刺毫不遮掩地放屁，並且成群結隊地一起去蹲馬桶，還一邊上廁所一邊大聲嘻笑。父母、祖父母以及甚至是陌生人見狀，都會不由得和孩子們一同大笑出聲。孩子不會因為有個肉肉肚，而產生自我懷疑的困擾，因為，他還不知羞愧與禁忌是何物。當我看著我那還只會在地上爬行的教子，無憂無慮地自顧自地在挖鼻孔，以及對小馬桶中自己製造的米田共，不停地大笑出聲時，我腦中就會聽到這句話：「在我小時候的世界，也是像我教子現在一樣，這般地無憂無慮。」至少，直到第一次的全家一起度假為

止，我都是過著這般無憂無慮的日子。就在那時的度假地，開始了我消化困擾的漫長故事。

我還清楚記得，在我還是個小男孩時，對於每次要坐飛機時，都雀躍不已：終於又可以再次穿過雲層，鳥瞰世界囉！對空姐對我的特別關照，感到高興！和媽媽一起做吞嚥的動作，以稍減耳壓所產生的不適感。每次在飛機起飛前，還要等上好一段時間時，我就興奮不已地問道：「這次要坐多久的飛機啊？我們是坐哪家航空公司的飛機啊？」當那個出發的大日子終於到來時，還要很快地解決必要的大事（委婉用語），以便可以快樂地出發。討厭的是，無獨有偶地，在每一次的全家旅遊，我的腸道消化運作偏偏就不合作，似乎不願合群地處於度假氛圍中。我的父母可以為我見證，每次全家度假，我必遭受連日的便祕之苦。一直以來，只要坐飛機，我就會產生腹脹現象（從本書 216 頁起，對此會有更詳細的描述）。儘管如此，我那時還是能夠與我的脹氣與便祕現象，和平共處。真的要感謝飛機上提供的兒童玩具，讓我幾乎感覺不到我在機上腹脹的不適感。孩子是不會小心翼翼地憋屁的。孩子感到肚子脹脹的，就自然放出屁了。這樣一來，根本就不會有脹氣的困擾。小孩眼中的世界，是刺激好玩的，而在度假地的日子，每天都有不同的經歷等著你。在此情形下，身為小孩的我，才不會擔憂脹氣和便祕的芝麻蒜皮小事呢！童年，真的是人生中最美好的一段時光。

如郊區暴動般的青春期

那段如郊區暴動般的青春期歲月，是我的人生中，最令人頭痛的一段時期。那時每逢周末，我都面臨是要喝皮爾森啤酒，還是埃克斯波特啤酒的困擾。當時，我覺得我的外表一定要給人冷酷帥氣的感覺。至於穿著打扮，當然是要盡可能地引人注目啦！在此情形下，父母逐漸變成拿我沒轍的衛道者。在薩爾蘭風景如畫的寧靜田園景象中，出現一位正值青春期的龐克族，這就是當時我給人的印象！頂著一頭鮮豔色彩的莫霍克髮型*，對震天嘎響的音樂情有獨鍾，並且，不管是什麼形式的規範，都心存反叛與厭惡。在那段時期，就是想要打破那道最後的禁忌規範，這樣講太謙虛了，其實，我是想要徹底地粉碎這最後的禁忌規範。當時的我，列出一定要達成的階段性任務名單裡，計有：對感到有興趣的女孩，積極展開攻勢，完成！以怪異裝扮，把叔叔嬸嬸們嚇得目瞪口呆。所以，我就身穿破爛的牛仔褲，頭頂著色彩鮮豔的龐克頭以及腳穿綁帶的傘兵長靴，以這身裝扮，達成嚇傻叔叔嬸嬸們的任務。和死黨們比賽，看誰的屁最臭？任務完成！我就是從這裡開始，意識到臭屁是怎麼一回事，似乎我放屁的頻率及分貝數值也漸漸地有所長進。

後來，才漸漸比較知道有關放屁的知識：太少運動，愛吃不健康的速食，這些都對消化系統的運作，不是那麼好，所以容易產生放屁的生理現象。你們或許知道，若有人通宵達旦

---

* **譯註** 該髮型源於紐約州北部莫霍克河谷的原住民，是一種剃光兩側只留下中間部分的髮型。亦稱為龐克髮型。

的狂歡一場後，會產生所謂的啤酒屁。啤酒屁是什麼？就如在尋求解答的論壇（www.gutefrage.de）裡，那名「貓鯊」網友對啤酒屁的描述，「究竟為什麼啤酒屁的味道會那麼的令人作噁？連我自己都不喜歡聞到自己的啤酒屁！」[13] 在某個狂歡夜後的清晨，我也會皺眉苦思這個問題。回首從前，我對我自己感到不可置信，雖然我的屁味很噁心，但我卻不認為我的脹氣有嚴重到要改變我生活型態的程度。我當時認為，放屁本來應該就是這樣啊！在那段青春期的歲月，這段幾乎是百無禁忌的時期，我不覺得我經常性的脹氣是種困擾或負擔，反而覺得這樣很好玩。在死黨群中，我們是這樣玩的，對著一個已睡著死黨夥伴的臉，直接放屁！你覺得噁心又無聊？也許吧！但對於當時正值青春期的我們而言，這樣超好玩的。

這種不知丟臉為何物的行徑，對很多男性朋友們來說，應該不完全陌生吧！讓我們回憶一下本書第一章的學者韋貝格和威廉斯所做過的研究吧～一位參與他們研究的男性參與者當時對於這個問題：若該研究的其他參與者聞到您的屁味，他們會怎麼想呢？當時這名男性參與者，是以下列的用語這樣回答：「是男人就會這樣說，放屁這樣的行為雖然很粗俗，但會補上「好傢伙」這麼一句，因為屁味愈強，愈彰顯其男人味。」我們在本書的後半部分將會給讀者一個交代，釐清這位參與者的陳述，是否符合事實。姑且不論前述仁兄到底說了什麼，我們這個社會裡，放屁，好像是男人專屬的行徑。在我青少年時期，放屁，幾乎成了我最感興趣的事了。那段年少輕狂的時期，根本不會浪費時間去深思這種問題：我是不是太常放屁了。那段

時期時常聞到自己的屁味，那味道就好像是自己身體裡面已經腐爛但還可以接受的味道。這種肇因於消化不良的脹氣所引起的難聞屁味，在我菸酒不忌以及不良飲食習慣的生活方式下，我認為這屁味是恰如其分的代價。在我那段狂飆的青少年時期，不僅只有脹氣問題，漸漸地便祕以及腸胃炎等症狀的出現頻率也愈來愈高。我對我身體的這些症狀感到恐懼、憤怒以及急於探求生命的意義，但我仍然過著這種的肆無忌憚與酒醉金迷的生活，這絕對不是健康的解決之道，更遑論對改善或促進腸胃消化有所裨益。當年，在早晨上學前，我無論如何，都要在自個家上好大號才出門，因此，我總是因追公車而疲於奔命。當學校有筆試測驗時，不是我的腦袋在鬧革命，拼命苦思答案，而是我的腸子在鬧革命。當時的情況好像是，我不想做某事但又非做不可時，我的消化道就會起反應。現在我知道了，當年消化道的問題，除了肇因於飲食以及生活型態外，還有我暴燥、高分貝的聲量以急性的個性，也是問題的原因。心理分析師梅利爾的闡釋，真和當年 16 到 18 歲的我，一分不差地完全吻合。他敘述他的那些患有脹氣男性病患的個性，無一例外地皆是驕傲、自負、以及暴躁。這些病患無法完全發揮其潛力，顯然無法與女性及其父親維持良好的關係。此外，這類男性還喜歡使用暴力的語言、下流的字眼以及讓人感到受侮辱的行徑，如：暴露狂的行徑。[15] 哇賽！這些描述，完全符合那個年紀時的我！

我龐克叛逆的青春期，那段對既有體制、我的父母以及濃郁味道香精的反叛時期，對我小小的世界產生了極大的影響。這並非意謂，我已將外在的制度改變了（當年，在我青少年時

期的烏托邦世界裡，我多麼地希望我能改變外在的世界啊～），而是我身體裡面的運作系統已全然改變。我完全不顧我的身體運作機制，恣意妄為。我那段狂飆青春期裡，基本原則就是讓自己如同生活在煉獄裡。

飲食失調與脹氣：到底是先有雞還是先有蛋？

當年急性期發作時，那真是令人感到恐慌。為了如實呈現這個困擾的全貌，我將毫不隱瞞地公開兩種症狀，這讓我當年生不如死的兩種症狀，就是：無法控制並且如雷聲大作的屁聲伴隨著令人作嘔的味道，此症狀與飲食失調互為因果。這兩種症狀控制了我 2012 年到 2013 年的生活。

飲食失調

以往，我從未有過肥嘟嘟的體型，但也不是骨瘦如材的類型。在我童年及青少年時期，我認為我的身材是屬於壯碩型的。從未有過肥滋滋的體態，雖然有點超標，但總維持著還可看的理想體重。從青春期的渾渾噩噩中甦醒過來後，我開始學會了三思而後行了，不再以標新立異的穿著或惹人厭的行徑，吸引他人的目光了，而是把日常生活重心放在自己身上了。這段時間實行新生活運動，正是時候。此時，我已經通過高中會考的考試了，也有固定的女朋友以及較少夜夜笙歌了。我也像我的朋友們一樣，在高中畢業大學開學前，想找份工讀的工作。我希望的工作是園藝與景觀美化的工作。因為這樣一來，就不用

再被束縛在課桌椅上了。我有興趣的工作就是：從早到晚到可在戶外，從事體力勞動的工作。這樣的工作多好啊！一邊可以賺錢，一邊還可以減肥哩！在此之前，因禁止做激烈的運動達數年之久，我已經又開始偶爾做一點運動，穿上跑步鞋跑上幾圈了。我開始戒菸和剷除啤酒肚，想要自己更健康，因此，更重視健康的飲食以及規律的運動。當時，這聽起來好像是健康生活的典範——事實上這就是應該過的健康生活。

那份園藝暨景觀美化的工作很辛苦很費體力，但我做得很高興。日復一日地剷除、搬運、休息，然後再剷除與搬運。那段時間裡，因已久未跑步，剛開始時，我的跑步練習跑得很艱辛，但我仍堅持下去，甚至下班後還到森林去慢跑。再練跑的開始的前幾個月，我已經戒菸了，所以跑步就成為我菸癮的替代品了。跑步讓我感到可以做自己，令我感覺十分輕鬆自在，並且有減壓與除憂的效果。簡言之：跑步讓我感到太棒了！

一位壯碩成年男子的美夢終於成真了：錢賺到了，並且啤酒肚消失了。這有生以來第一次減重經驗，對我的自我認知是一大安慰。我對我的身體突然有了全新的感受，我走路時變得抬頭挺胸，且顯得自信滿滿。從事園藝暨景觀美化的工作數月後，是離開的時候了。不僅和這份工讀工作道別，還和那段無憂無慮的高中畢業後的生活道別，要離開薩爾蘭的故鄉前往人生的下一站卡爾斯魯爾。在卡爾斯魯爾等待我的是全新且令人興奮的生活：一棟和女友同居的房子、需重新適應的交通網以及遠景看好待取得的學歷。在壓力爆棚的搬家行動已成過往後，我站到秤上量一下我的體重：56 公斤！

當時沒注意之下，我的體重從 80 公斤掉到 56 公斤。以我當時 174 公分的身高，我的體脂肪數值（BMI）應為 18.5。依照當時適用的體重指數，我的「理想體重」應該介於 61～77 公斤之間。我的體重，比正常體重的下限值還少了 5 公斤。事實擺在我面前，我體重過輕。但我卻什麼都不能做。因為我感覺自己好像癱瘓了，就好像我身陷在蜘蛛網中動彈不得，只能靜待，那個名喚自我厭惡的怪物，把我吞噬到肚腹中。過輕的體重，滋長了自我懷疑感以及沮喪感。我不像許多業餘的運動員般，運動是為了能夠增進食量。此時，我運動的目的，只是為了能夠有進食的食慾。一口接一口的進食時，腦袋裡想著的是，能夠吃進多一點的卡路里。

雖然已經意識到自己體重過輕，常常感到無精打采，情緒起伏不定，但還是對我當時的生活感到滿意。終於，不再是啤酒肚的體型了，這種感覺真好。雖然舊衣物都不能穿了，而新買的最小號尺碼的衣物，對我來說還是太大，但我還是很滿意我給人的新形象。對於我過輕的體型，我感到很舒服。至少我認為，我那忙成一團的生活，和我骨瘦如柴的病態體型很速配。

脹氣

在我體重過輕的這段時期，我脹氣的困擾已經近乎失控了。在此之前，我從來就不會因放屁這檔事感到憂愁，但在 2012 到 2013 年這段期間，事態嚴重了。每天的每分鐘我不是在放屁就是憋屁，或者是害怕聽到自己下一輪的屁聲中度過。每天早晨一醒來，就是一個鼓脹的肚子以及被子下面的臭味，

這臭味就好像是剛上完大號的臭味。這種不分場合的腸胃脹氣，讓我幾乎哪兒也不能去了：我幾乎不去上課了；外出買東西對我而言是種折磨；我失去了和朋友聚會的興趣；幾乎沒有性關係了。只剩下一項活動我還能參與：運動癮。

這時期我每天放屁的次數，遠遠超過學術界視為正常值的 10 ～ 20 次 16（127 頁有更詳盡的內容）。雖然這個科學數值是建立在該研究的受試者身上，但仍遠遠低於我每天超過 80 次的放屁次數，這麼多的屁與屁味，已將我的生活變成了臭氣沖天的煉獄了。此種痛苦，就算有再多的屁笑話，也無法讓我開懷大笑了。我怎麼會測量出每天 80 次的放屁次數呢？在近乎絕望的尋求協助時，我開始數算我腸脹氣的頻率。我想法是，將來要找醫生時，若有了這數據，可以縮短病歷製作的時間，以利醫生快速地得出診斷結果。若視每日 80 次的放屁次數為最小值（扣除每日 7 個鐘頭的睡眠時間，因為在此時間內，我處於沉睡中，無法數算放屁次數），每小時放屁次數為 4.7 次。若每日最多放屁次數為 110 次的話，每小時放屁次數則會來到 6.5 次。

客觀數字的本身，無法描述精神方面的狀態。當時的我，狀況十分糟糕。每位曾經和我一樣，被放屁困擾所折磨過的人，一定能夠感同身受的理解到，那種自己的身體失控得好像不是自己的身體一般，是怎樣的一種感受。那種感覺就像向下旋轉的螺旋，用黑洞般的力量，牢牢地把我完全給制伏。自此，那個有趣的、熱愛生命以及健談的楊（作者），就把自己給關在自己的世界裡了。我沉浸在悲觀主義的氛圍裡。也許，這樣聽

起來很奇怪，然而，我的腸脹氣，就像是用擂鼓鳴金的響聲，從寧靜的日常生活軌道中，把我給屁了出來。讓我覺得自己又一次地孤立於一個人的生活模式裡，其中只有運動、飲食控制以及無止盡地網路搜尋。然而，過度的運動導致了我無法供給的能量需求。那個無時無刻都存在的消化困擾（除了有令人噁心的臭味外，還有三不五時出現的便祕、拉肚子、抽筋以及慢性的腹脹氣），讓我的飲食失調狀況，更形惡化。曠日廢時的網路搜尋中，一些網路論壇中不可靠的訊息，又讓我產生更多的不安全感以及不適感之類。

我開始到處找人吵架，但卻迷失在沮喪的思維中，也把和我女朋友的關係帶到了瀕臨破裂的深淵。我完全失去了性慾。我為我的身體、身體所發出的聲響以及氣味而感到丟臉。我覺得自己很骯髒。就算是在今天，我也很難去談論我這段難熬的屁史。然而，若我所公開陳述的自身故事，還能帶給某人勇氣，那麼，我撰寫本書的目的就已達成了。

以下是禁忌的負面影響，現場直播而且發生在現代。這項深植我心的教條——不和陌生人談及這些禁忌話題，讓我無法尋求外援，雖然我是多麼地急需外援的協助。沒有合理的理由，讓我帶著我的困擾，忍了超過 12 個月不去就醫。當時，我寧願每天在森林裡慢跑，並且想藉此逃避我放屁的困擾。在跑步時，我不時地轉頭注意我的後頭，是否有人聞到我那不受控制的放屁味而昏倒。我寧願忍受數年之久沒人際關係的往來，也不願去打破禁忌話題。

充滿困擾卻一切正常

　　回首從前，不需特別說明，是什麼原因讓我在 2013 年的四月，終於作了決定要去看家庭醫生了。在家庭醫生的候診室裡，等了很久，情境就像搭了一班要坐 10 小時的飛機一般，坐在滿是尖聲怪叫幼童聲的經濟艙內，感覺吵雜又度日如年啊～就算已經在候診室裡了，我的肚子裡屁蟲，還是不放過我。在此情況下，我用盡了各種想得到的障眼法，想把屁蟲憋回去屁眼裡。雖然我很可疑地在椅子上動來動去，死命地把臀部的肌肉夾緊，而且開始不規則地喘息，其他候診的病患們，也努力地裝作沒看到我似地，把懷疑的目光，刻意地投向別的地方。然後，終於輪到我了。護士叫道：「賴恩先生，請到診療室來。」在我起身離開候診室時，我繼續牢牢地夾緊我臀部的肌肉，謹慎地走進診療室。我真的是全然地繃緊神經，不敢稍有一點輕忽懈怠！幸好，我當時遇到的是一位令人感到放鬆的醫生。那位醫生在聽完我的病症敘述後，又花了 30 分鐘替我做了一些例行性的檢查：腹部觸診、測量體重、抽血、說些安慰的話等等，最後和我道別。這位專長內科的家庭醫生專注地聽我生動的病情敘述，同時，也營造了一種讓人安心的舒適氣氛。我的檢驗報告，陸續在數周後以及數月後出來了。第一次的血液檢查結果是：貧血。然而，我的醫生無法根據這些檢查的結果，作一確切診斷，我究竟是哪裡出了問題？下面所列，為檢查的結果：

・血紅素在正常值以下

- 血球容積比值在正常值以下
- 紅血球在正常值以下
- 血小板在正常值以下
- 白血球在正常值以下
- 中性粒細胞在正常值以下
- 嗜中性白血球遠低於正常值以下
- 淋巴細胞超過正常值以上
- 血紅素／網狀紅血球超過正常值以上
- 鈉、鉀、鈣、鐵蛋白、維他命 B12 以及其他檢查的數值，都在正常值範圍內。

該次檢驗結果，令人無所適從。尤其是無法確知：消化系統的問題與過輕的體重，以及不知源由的貧血之間的相關性——因我的貧血並非缺鐵或是缺乏維他命 B12 所導致的貧血，因檢驗數值都在正常範圍內。為探求病因，我後續又做了超音波的檢查，也去求診於其他的醫生，還找了我的家庭醫生以及同事們討論我的隱疾，希冀能覓得有用的改善建議。然而，這一切都徒勞無功。那時，經過了這些檢查，我的腸胃道似乎顯示一切正常。但對於我所遭遇的放屁困擾，沒得到一個合理的解釋，讓我很難釋懷。最後，我的家庭醫生把我轉診到腸胃專科醫生那裡求診，這至少給了我一線希望的曙光。

在待診期間，我真的非常地憂慮，所以又再次的在網路世界裡，搜尋可能解開我放屁之謎的解答。我認為，凡事應該都有合理的解答才對啊！所以，我在網路論壇、網路平台以及經驗交流網站裡不斷地搜尋著。我在網路中所搜尋到的資訊，對

當時已經脆弱得不堪一擊的我來說，如同迎面致命的一擊：癌症！那時，我還不是很清楚，這究竟是怎麼一回事時，我的一位朋友很簡短扼要地這樣告訴我：「你在網路裡依據你的症狀找找看相關訊息，你就會知道，你得了癌症了。」直到今天我才知道，網路裡的資訊是胡說八道的，但對於當時我的脆弱的心理狀態而言，這真是晴天霹靂啊！在等待腸胃專科醫生的看診日期時，我又找了另一位醫生看診，想聽聽另一位醫生怎麼診斷我的病症。這位醫生花了很多時間在我身上，並且不斷地安慰我。然而，在各項常規的例行檢查後，他也無法針對我的症狀，給予我合理的解釋。事到如今，我只有把我所有的希望，寄託在那位腸胃專科醫生的身上，那位我在網路的評價中，讀到有許多好評的醫生。

直到此時，我的女友以及我們雙方的父母只知道，我因飲食失調與消化問題有些生理上的困擾而已。我沒辦法和大學裡的老師們，開誠布公地談論我放屁的困擾。因為我無法打破放屁是禁忌話題的法則，所和朋友們的聚會，我繼續保持神祕地不出席。甚至是我最要好的朋友們，那些打從我會走路開始就認識的朋友們，也不知道我有放屁的隱疾。我沒法告訴他們，那些我們以往取笑的屁事（令人作嘔的啤酒屁以及放屁比賽），現在，發生在我的身上，並且還伴隨著飲食失調，使得我再也沒有時間去和他們聚會了，我必須先處理我的屁事了。

當到腸胃專科醫生的看診日終於到來的那一天，我長久以來第一次毫無沮喪地，並且充滿自信地醒來。抵達腸胃專科醫生的診所後，首先作了乳糖不耐症的檢測（後來也做了組織

胺不耐症、麥麩不耐症以及果糖不耐症的檢測）。結果是：陰性反應——檢測結果顯示，沒有對以上物質不耐症，也沒有對以上物質有過敏反應。將我轉診來的家庭醫生所要求的胃鏡檢查，基於安全的理由，被委婉地拒絕了。那麼，「再會了，賴恩先生！」在我要離開該診所時，診所護士往我手裡塞了一組採集糞便的精巧小包包。這位腸胃專科醫生想要檢查，在我糞便中是否有血跡或是其他異常的東西。這開啟了我之後多次採集糞便檢體的第一次。

以往，我從來未曾在自己的糞便中翻攪過，更遑論要用一根小湯匙，把一定分量的糞便鏟到檢體收集盒中。但我還是毫無噁心感地、並且滿懷希望地乖乖地採集著我的糞便。檢體將被送到檢驗室，並且在數天後，我便接到告知檢驗結果的電話了：又一次的陰性反應——毫無異常。經過這許多的求診與無解的經驗後，我反問我自己，是否這一切，都是我自己幻想出來的？怎麼可能我的貧血查不出原因，並且我的消化系統完全失控，而這一切卻沒有一位醫生能告訴我該怎麼辦？難道，我這些令人難堪的屁事，都是我自己負面的想法所虛構出來的？檢驗報告裡的數值，顯示我的消化系統完全正常，但事實上卻一點也不正常啊！我的老天啊！當時，我的身體狀況，沒有一樣是正常的啊！

去你的腸躁症手冊

當我終於因為糞便檢體再次踏入那間腸胃專科醫生的診

療室時，那位醫生無預警地突然進來診間，塞給我一本關於腸躁症的小冊子，並且用以下的話語當作結束語：「從現在開始，你必須依照小冊子所給的建議，與這個病症共處。有可能經過一段時期，症狀會有所改善。但也有可能，您必須一輩子和腸躁症奮戰。那麼，您還有什麼疑問嗎？沒有？只要您有任何疑問，歡迎您再次到本診所就診！」在我還在反思醫生所說的話是什麼意思時，那位醫生就已經消失在我眼前了。當下我的感覺是：我真的要和這本沒有生命的、冷冰冰的、也不具同理心的小冊子就這樣一起回家？不抱任何治癒的希望？也沒有合理的解釋？就這樣回家？我無法理解，一位亞美達醫療論壇（Jameda）上的權威醫生，怎麼可以就這樣，用那種事不關己的診斷以及令人氣結的小冊子，把我給打發走了。我狂怒地騎著我的腳踏車回家，繼之，為了發洩我的沮喪，又到森林中慢跑，同時，也陷入了沉思中：我到底是怎麼了，怎麼會這樣一直地放屁放個不停？我的生活會就一直這樣悲慘下去嗎？

在簡短翻閱之後，那本小冊子就被我丟到垃圾桶裡去了。小冊子的內容並無新意，我早就已經藉由搜尋網路資訊而知道了。這本小冊子讓我聯想到那位 3 分鐘醫生。我告訴我自己：去他的小冊子。他們根本是不願意幫我。這些大學裡空談理論的專家學者們，根本對我的症狀，一點都不了解！從現在開始，我只在網路裡，對真正的專家們提問。之後，有數周與數月之久，我沉浸在網路裡，搜尋與消化系統相關的營養學、生理學以及病理生理學的知識。我再也不想和醫生有任何關係了！我受夠了醫生了！

當年，我有一陣子對科學與醫學失去了信心，而逃進了自然醫學的另類醫療裡。這些我在網路裡找到的另類醫療的資訊，多到夠我讀上一百年之久。為了能在科學西醫與自然醫學的另類療法中，同時獲益，改善我腸脹氣與放屁的大災難，讓我從一個極端的治療方式，跳到另一個極端的療法——從西醫的各種不同的製藥到另類的藥草療法間，來回嘗試。在這段時間裡，我對營養學的興趣，與日倍增，這應該是導致我在基森大學開始營養學學業的原因吧～然而在學業開始前，還是有長達一年的時間，承受著脹氣的痛苦。而原本已經開始就讀的交通系統管理的學業，因為本身消化問題的困擾缺課太多，逐漸失去興趣，最後只好非自願地放棄了。

這段時間裡，我僅吸收我在網路中找到的對抗脹氣的新資訊與祕方，並且基於我絕望的念頭，不假思索地立刻對自己做人體試驗，測驗其有效性。我像是在玩樂透般試試我的運氣，嘗試著每種飲食方式，每種您能想出來的方式。一年中，我調整了我的飲食方式至少有 12 次之多，從原始人飲食法、低醣飲食一直到無澱粉飲食；從清水斷食到間歇性的斷食，最後到高醣飲食。除此之外，我還將所有可以取得的材料或工具，對自己做人體實驗，希冀可以改善我的脹氣症狀——灌腸、不同的用餐時間、超級食物、發酵的食物、茶飲、去過敏原飲食、腹部按摩、打坐以及其他許多的方法。這些，我將會在本書第4 章有更詳盡的說明。這些許許多多的方法對當時的我來說，有些可改善我脹氣的症狀，但大部分對我而言，都是徒勞無功。我多麼想要相信這些祕方，是真的可以改善我放屁的困擾啊～

糞便檢驗——真相大白

　　我逐漸地從那許多失敗的自我治療法以及腸躁症的診斷結果，慢慢地冷靜下來，這次，我想要試試自然療法醫師，看看能不能找出我脹氣的原因。起初，我對於求診傳統療法醫師的心理狀態是：十分恐懼會再一次地失望，並且對於必須再次鉅細靡遺地詳述我的脹氣困擾，這令我感到十分丟臉。但那些知道我困擾的人，都強烈地建議我試試傳統療法醫師，而我自己也認為，是求診於傳統療法醫師的時候了。在我和我教父教母述說了我的困擾後，沒多久，他們便幫我連絡上這位傳統療法女醫師了。我對她的第一印象很好。在網路裡，讀了許多相關訊息後，我對於另類療法的態度，已經變得較開明，也較能接受了。因此，我們之間的問診對話情形是，我一直不斷地點頭表示贊同她的分析，而她則是愈來愈嚴肅地推敲並闡述可能的病因。在問診時，我超高興的，因為終於有人可以理解我的處境，而且我居然忘了要憋屁這件事了，感覺像是放下心中一塊大石頭般的如釋重負。門診結束時，這位傳統療法女醫師終於說出了我期待已久的診斷結果：「罹患腸躁症的病患，不一定會有個悲慘的人生。」腸躁症是可以治癒的病症，以前的診斷是不值得相信的，因該名腸胃專科醫生僅根據一項陽春的小檢驗就確診，實在是失職的醫生啊！依她的經驗，學院派的西醫所下的診斷都太草率了，居然沒對腸道的微生物群做仔細地檢驗，並以此檢驗結果作為治療的依據。她還對我提及其他病患的例子，被學院派西醫診斷為無藥可醫而棄之不顧時，也是和

我一樣地感到絕望。她那令人感到治癒有望的結論就是，我絕大部分的脹氣症狀都可以減輕與改善。那麼，要怎麼進行呢？

——糞便檢驗，我人生的第二次糞便檢驗。

第一次的糞便檢驗僅僅只是驗血以及檢驗真菌，而這位傳統療法女醫師卻是想認識我腸道裡的細菌居民們。是不是因為腸道裡的細菌失去平衡，因而導致了我的脹氣困擾呢？

我第二次的糞便檢驗結果出籠了：

- 腸道裡微生物的總數是在正常值範圍。
- 大腸桿菌以及腸球菌的數量過低（與腸道免疫系統有關的主要菌種）。
- 壞的腸內菌（蛋白水解的菌種：proteolytische Keime）有增多趨勢。
- 雙歧桿菌正逐漸減少中。
- PH 值的鹼性數值過高。
- 沒有黴菌，也沒有過多的酵母菌增生。

就我的檢驗結果來看，具體而言，就是腸道菌叢的改變，並且伴隨著下列可能的症狀：

- 腸道免疫系統功能下降。
- 因發炎導致的黏膜變異。
- 加重體內組織的毒素負擔。
- 加重肝臟負擔，以及菌叢環境的鹼性化（造成乳酸菌數量的減少）。
- 腸胃脹氣（俗稱大肚腩）。
- 結腸黏膜產生營養供應的障礙。

‧腸道蠕動次數減少（排便次數也減少）。

當時，我手裡拿著檢驗報告，呆杵在那，並且感到如釋重負。因為，我終於得到白紙黑字的檢驗報告，告知我脹氣的原因為何，讓我能夠採取相對應的措施，以求改善我的症狀。雖然沒有人可以確切地告訴我，我那不可告人的脹氣症狀，是否會因為接受了腸道菌種的治療後而消失不見，但我依然感到樂觀與信心滿滿。因為，我終於知道我致病的原因了！感謝腸道菌種的檢驗啊！

最漫長的一年

弄清楚了致病原因之後，相關的治療進展，就進行的相當迅速了。我得到了要連續服用 6 個月的藥劑。該藥劑最主要的成分就是形成乳酸菌種的細菌，有大腸桿菌以及糞腸球菌*。在第一次服用該藥劑後，我好想馬上把它扔掉。因為，我的症狀居然在服藥後未見減輕，反而更加嚴重。在服藥前，我都不認為服這藥會讓我病況加重。但服藥後的事實就是如此。當時看了藥品包裝上令人安心的說明，說是服藥後，患者應該要有藥物適應期的心理準備。但這樣的說明，並無法讓當時的我，冷靜下來。超過一年的時間裡，我的生活完全陷入脹氣惡魔的魔掌中，那時，受盡折磨且感覺度日如年；然而，在遇到了那位傳統療法女醫師之後，生命中似乎露出了一線曙光。但，現

＊**作者註** 兩者都是腸道的細菌。雖然大腸桿菌常常占據報章雜誌負面的頭條新聞版面，但在我的腸道檢驗報告中，證實了我的腸道中，就是這個菌種的數目少了。在後面的篇章中，我們再來更深入地交換有關腸道菌叢環境的議題。

在卻因為服用她所開立藥物後，我的病況居然加重？這應該是個惡劣的玩笑吧！

然而，耐心地等待是值得的——服藥後的幾天，我的病況突然改善許多。就在那一天，在我忍受放屁之苦超過一年之久後，突然到臨的那一天，第一次在超市購物時完全沒放屁的那一天，我永遠不會忘記的那一天。感覺很不真實的那一天。那一天，我再一次地可以自在地漫步於超市的各個代售商品架的走道上，不用三不五時地緊夾著屁股的肌肉，慌慌張張地推著購物推車，要找個僻靜的小角落，大肆解放我那十分具有殺傷力的「屁彈」。這種輕鬆自在的感覺，對我而言真的很奇特。我可以自在舒適地閒蕩在各個走道間，毫無壓力悠閒地慢慢瀏覽各式商品。這就像許多人，在日常生活中所喜歡做的是一模一樣的。天啊！我好享受這種購物經驗啊！

我更享受的事是，我再次找到了我對生命的那股熱情。這樣講，好像我在過去的幾個月裡，把我對生命的那股熱情，給屁丟了。但那股熱情又返回我的身上了。當我的女友對我說，她好懷念以往風趣幽默的我時，這話讓我直到今日，仍感到淚水盈眶，因折磨人的屁事已成過往雲煙，她所愛的風趣幽默的我，又回來了。突然間，我不僅僅只看到了當時占滿我全部生活的運動、飲食以及網路論壇；我還意識到：人生苦短，不應該一直生活在恐懼下一次放屁的到來之中。

然而，在這六個月的腸道細菌療程裡，我的病況時好時壞。在療程的某些天或是甚至接連幾個星期裡，我的脹氣毛病又夾著以往的威力，對我反撲而來，把我弄得快要發瘋了。特

別是當我的病況有階段性的走下坡傾向時，我就會重新開始在網路上搜尋，是不是有什麼其他輔助性的祕方，可以改善我的症狀。這時，我會再次地展開調整我飲食的行動。過去，我已經作過 N 次節食以及飲食的調整了，但都徒勞無功，但是，我告訴我自己，這次一定會有效的。我馬上把我的飲食從今天的肉食飲食改成明天的素食飲食。我就是這麼幹的。對一個像是半個巴西肉食主義者的我來說，這確實是極端的飲食轉變。我是在 2013 年的夏天作此決定的，那年，素食飲食已在社會大眾間贏得了廣大的重視。在作此決定的數個月前，有一次坐在開往慕尼黑德國高鐵 ICE 的火車上時，在《男性健康》雜誌裡，讀到一篇有關素食主義的文章，當時我只想到，這群瘋子只是懷著不殺生的婦人之仁，在勸說大家改吃素。不到半年的時間，我自己突然變成了草食性動物了。

我改變飲食的動機十分明確：我想要離開那將我壟罩在其內的「屁」霾，那個一直牢牢掌控我生活的「屁」霾。另一個理由是，在網路論壇中、在 You Tube 頻道上以及部落格的文章裡，都常常極力推薦素食的飲食，甚至安提拉•希德曼（Attila Hildmann）所寫的素食食譜書籍都一再地大賣，我也想自己試試看，素食飲食到底是不是如這些人所說的那樣好。反正，我也沒啥好損失的。

改變飲食的決定是作了，但我完全沒頭緒，我的飲食內容應該有哪些食物？我只知道以往我的早餐有：蛋、卡蒙貝爾軟起司以及穀類麥片加奶豆腐，這些我必須通通放棄。我在說什麼啊！我根本就是要把我所有的飲食，都改成素食才對啊！幾

天後，加上我自己的巧思，我有了暫時的飲食計畫了。早餐有：穀類麥片配上素食飲品（低脂奶豆腐）或者配上蔬菜精力湯。中餐要有飽足感，計有：飯、藜麥、豆子、麵食或是小扁豆和蔬菜。晚餐時，馬鈴薯和豆腐是我的最愛的食物。但令人扼腕的結果是：我的脹氣依舊。

那些速食主義大師以及自稱營養專家們，不是一直推崇素食飲食會讓人有幸福感以及對健康有百分百的益處嗎？但我改成素食飲食後，我感覺我的放屁氣勢變弱了些，變成放小屁，至少是不疾不徐的小屁。

我有種感覺，就是我的身體有股食肉的慾望，並且藉由屁眼的小喇叭音樂會來展現此種欲望。在我內心裡，我已經判定了，素食飲食的實驗是失敗的——這就像其他已經試過的 3465 次的節食與飲食調整計畫一樣，先是用保證成功的真人體驗報導吸引我，但終究卻對困擾我的脹氣問題，一點幫助都沒有。等等，我太快下結論了，我應該要給我的腸道一些時間，讓其適應這種新的飲食方式才對啊！在此等待我腸道適應新飲食的期間，我也沒閒著，我狼吞虎嚥地大量地閱讀著新上架的書籍，那些關於腸道細菌、生理學以及營養學的書籍，並且也和學院派的西醫專家們以及自然醫學的治療師們討論。在這些努力之後，終於找到了一些方法，對我病症的改善效果慢慢出現了，效果雖慢但卻是確實有改善的功效。我自己親身的經驗，以及我從眾多龐雜書籍中以及與專家們對談中所汲取的知識，終於讓我慢慢地找到了，如何治療我病症的入口。我研發出自己的飲食計畫——「低產氣飲食法」，在後面的篇章，我將會為您

作詳盡地闡述與說明。在嘗試過不同的靈丹妙藥、灌腸、糞便檢驗、我的飲食人體實驗、禁食、呼吸練習以及混搭飲食等等之後，我終於找到可以讓我從脹氣大肚腩的困擾中解脫的方法了。我們將在本書第 4 章仔細地探討，哪些是不用花冤枉錢就產生改善效果的好方法，而且也不必放棄享受美食喔～

在經歷了時好時壞的適應期後，現在我明顯感覺到我的症狀改善了許多。現在，我可以再次品嘗那些食物，那些長久以來被我列在淘汰名單上的食物（例如：所有的高麗菜、大白菜之類的球狀蔬菜；幾乎是所有的水果以及全麥製品）。我現在感覺無憂無慮。不用擔憂，在進行親密關係的當下，是否能憋住一個臭屁。不用強迫自己，老是為了要憋屁，而總是維持著交叉夾緊雙腿的姿勢。這樣的自由感，讓我又回復了失去已久的自信，那份因為飲食失調以及脹氣而消逝的自信。

那麼我的飲食失調也恢復正常了嗎？在我的消化系統逐漸正常後，也能攝取適當的營養了，我不再像運動成癮般那樣地運動，但花了許多時間在自省上面，作了這許多的努力後，我的飲食失調，也因此再次恢復正常了。今日，我可以毫無禁忌的暢快飲食：在我什麼時候想吃就吃，吃我想吃的東西，以及我愛吃多少就吃多少。當我再寫下這些句子的當下，我感覺我的的狀況是再好不過的了。我意識到，心理上以及身體上對於放屁的擔憂，已經完全屬於過去式了。並且，我注意到，書寫對我而言就是個紓壓的出口。這個出口，可以宣洩那些曾經操控我整個生活的情緒，那些緊繃的情緒、悲傷以及恐懼等情緒的一個宣洩出口。書寫也提供給我一個機會，可以協助那些

和我有相同屁事遭遇且正尋求解決之道的人，一個傳授的機會
──把我親身經歷、那些經我消化得出的適當知識以及具體可
行的祕訣繼續傳承下去。

第三章

理解消化過程

「實務還是必須要以堅實的理論作基礎。」

───李奧納多・達文西

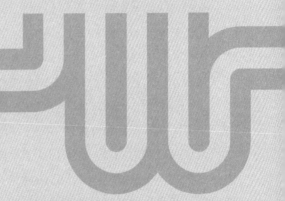

消化是如何進行的？

有時候我感覺到，好像全世界的重擔，都壓在我的肩頭上。你們應該都有過這種感覺吧～因為，常面臨到許多生活上難以抉擇的痛苦，並且此類痛苦幾乎消磨掉了我們原有的耐心。我應該這樣做嗎？我被允許那樣做嗎？我一定要這樣做嗎？──有種整個被打敗的感覺。自從我因為脹氣困擾，而全力地關注此議題之後，我的看法改變了。我們的腸胃道，日復一日對我們的身體所做出的貢獻，幾乎是不可名狀的。甚至，我們幾乎感覺不到，我們的腸胃道在體內正辛勤地運作著。當我正為著幾個有關飲食的抉擇而感到頭痛時，例如：這些洋芋片是不是太油膩了？我們可以從乳醣類的食物開始進食了嗎？這食物是用什麼原料製成的啊？我們是不是正需要點胺基酸之類的食物啊？這些問題，只是有關腸胃消化眾多問題中的一小部分。基於對此類問題解答的正確認知下，我們的腸胃道就可以保護我們的身體，免於那些不受歡迎的物質的侵害。此時，我們的消化道並不因此而有所懈怠，而仍須馬不停蹄地繼續工作（就像我們整個身體的運作一樣，毫釐不差地運作著）。此種是否該攝入某種飲食的抉擇機制，並使我們消化道能正常運作的原因，不僅僅只是基於兩種有效率的生物（細菌與真核生物，人類屬於後者），完美融合成的共生模式使然；也源於那長達 7 公尺的長度*，在這樣的長度裡，人類的細胞與比人類

＊作者註 腸道平均的長度為 7 公尺（僅計算小腸和大腸的長度，不包括胃和其他的消化道長度）。

細胞多上 10 倍的細菌＊相互作用，於是發生了奇蹟式的變化：把飲食中可利用的部分變成了能量。剩餘的物質就被分類以及排出體外。不論吃進肚子的是速食或是高級美食，最終都化為一堆糞便。

我們將在以下的篇章裡，對此消化過程——從嚥下食物開始，直到排遺為止作，仔細地探究。別擔心，我不會描述那些枝微末節的瑣事，此處僅會探討那些最重要的基本概念。話雖如此，但仍必須理解在我們的大宴小酌、排遺以及放屁間的關係，才能持續地改善我們有關消化方面的困擾。

為了使這個有關理論的部分盡可能地被理解，我決定使用視覺化的例子來闡述。因此，我以「精緻小蛋糕」作為例子，作一解說。現在，請您想像一塊您很想吃的精緻小蛋糕——不管這蛋糕的口感是鬆軟或堅實、是水果口味或奶油口味，還是有加草莓或是加巧克力。在您陷入想像您的蛋糕同時，若您口中湧現愈多唾液愈好。為什麼呢？因為，藉由視覺化的畫面，可以增強我們的理解力，以及激發耐久的學習力。這也就是為什麼人類會對故事性的事物，展現超強的記憶力之因。這也可以解釋，為何不用呆呆地去死記那些隨機揀選的數字間的順序，而是用一些小故事，去串聯起那些數字間的關聯性。每個中、小學生以及大學生都知道，重複第一遍又一遍地讀一篇文章，也許會讓人有種心安的錯覺，好像自己已經費了一番功夫學習了，但這並非是有效率的學習方式。有效率的學習應該是

＊作者註　此處的細菌數量，是基於學術的預估值。人類細胞數量與細菌數量的比例依不同的估算來源，大概介於 1:1 與 1:100 之間。

像薇拉・畢肯比爾（Vera F. Birkenbihl）以及她的團隊般所使用的方法，利用我們不同的感官間相互的連結來學習。因此，我要求您以小蛋糕為假想物，來展開我對消化道的理論闡述，也許對您的理解來說，會比較容易些。若小蛋糕是您所愛的話，也可增強您對理解消化道的興趣。還有啊～在撰寫這一章節時，我自己也正在品嘗一塊小蛋糕哩！

消化之旅開始囉！

記得我幼年時，想把我媽餵進嘴裡的食物，囫圇吞棗地解決時，我媽就對我說這句話：「充分地咀嚼，就是已經完成一半的消化過程了」。她想用這句話，阻止我急就章地吃東西，她是對的！現在，再回到我們的主題，請慢慢地把小蛋糕送進您嘴中，並請咀嚼！當您充分咀嚼時，我們那假想中的小蛋糕，就會散發出許多不同的味道。那塊送入嘴裡的那口小蛋糕，現在已變成「食團」，麵皮已和我們的唾液混合在一起了，同時，我們的味覺接受器正高興地手舞足蹈呢！當第一口蛋糕送進嘴裡之前，我們的消化道就已經準備好了：製造好的唾液，已在口中待命了，並且，味覺與視覺對小蛋糕的反應，也刺激了胰臟消化液的製造。

正當我們的意識，還專注在享用小蛋糕時，並且試著去分辨它是甜？是酸？是苦？還是鮮時，消化的進程早就開始了。在某種程度上來看，我們的咀嚼也是消化機制的一部分，藉此，入口的食物最後變小了。我們用 32 顆牙弄碎了入口的小蛋糕，並且用舌頭將其型塑成食團，此時，食團的大小已經是適合進

入胃的大小了。除了藉由牙齒咀嚼的物理性地消化機制外，我們唾液中的酶，也開始產生化學性的消化機制。我們每天要製造出 1.5 公升的唾液量。若拿一瓶 1 公升的水，放到眼前仔細瞧瞧，會感到不可思議，我們體內居然可以製造出這麼多的唾液！唾液最主要的功能，就是能夠增加我們已咬碎小蛋糕的潤滑度，以及消化的黏稠度。α 澱粉酶的酵素大軍*，就會對我們小蛋糕澱粉中的黏稠分子展開攻勢。這類的寡糖有將近 50% 會在口中被消化掉——我們咀嚼食物愈久，這消化的第一關就愈徹底。例如：若我們將口中的全麥麵包咀嚼夠久，我們就能感知到 α 澱粉酶對食物的分解運作。入口的全麥麵包，會變成散發出甜滋滋味道的食物泥。我們的舌頭的腺體會分泌分解脂肪的酶（脂肪酶），這種消化酶要在胃裡才會開始作用。

在徹底地咀嚼後，我們接著藉由舌頭給這食團——之前是小塊蛋糕，輕輕地一推，這樣，好讓其可順著食道滑下去。同時，會厭軟骨的細緻設計，使得食團不會不小心地滾到隔壁的氣管裡。若還是不小心發生了食團滾到氣管去的情形，就是我們被食物嗆到時，身體會自動產生一種機制，把那誤入歧途的食物給咳出來。

相當酸的胃臟

通過那介於 25 ～ 30 公分長的食道後，我們的食團現已抵

＊作者註 α 澱粉酶，也就是唾液澱粉酶（Ptyalin），是一種消化酶，是和唾液一起產生的。這支酵素大軍是由成千上萬的酶所組成的，這些酶可把口中食物的特定碳水化合物分解以及變小。

達胃臟了。胃臟裡呈現相當酸的環境。因為我們才剛送美味的蛋糕進來，所以酸性的胃液絕對不是針對我們而產生的，其是用來對付不屬於我們身體的入侵者。胃臟可說是我們消化道系統中第一偉大的堡壘，並且藉由它酸性的環境，提供我們身體適切的防護。就如同整個消化道的運作一般，若仔細地觀察我們的身體，就會驚訝得下巴差點掉下來，讚嘆道：人類的身體真是自然界奇蹟下的產物啊！我們身體到處都有防護牆，例如：我們的皮膚，將不受歡迎的物質阻擋在我們的體外；同樣的，我們的眉毛和眼睫毛，是用來保護我們眼睛的；鼻毛則是防衛我們最重要的嗅覺器官，免於有害物質的侵擾。

　　同樣的情形，也發生在胃臟內。現在我們的小蛋糕置身在可容納 1.2 ～ 1.6 公升容量的胃袋裡，並且優游於胃液形成的海洋中。胃液的主要成分（水、黏液、鹽酸以及胃蛋白酶）立刻開始，繼續分解我們送進來的小蛋糕。每天，我們身體利用飲進身體的液體，可以製造大約 2.5 公升的胃液。若有人有胃灼熱的問題，原因大該都是介於食道和胃臟間通道的閉鎖機制，出了問題。因胃灼熱而引起的疼痛感，乃肇因於黏膜被酸性胃液損傷或黏膜已發炎。胃液的酸性液體裡的胃蛋白酶含有一種酶，這種酶可以分解胃裡的蛋白質。胃液偏酸的 PH 值，不僅是身體的一種保護機制，並且對於蛋白質的分解與利用也極具重要性。胃臟裡的酸性環境，可以將我們小蛋糕藏在麵粉與堅果中的蛋白成分，再作分解。藉由這種再分解的過程，我們的胃蛋白酶才可以展開它的工作，並且消化蛋白質。我們要在胃裡待上大約 7 個小時，才會離開此處繼續其旅程。食物待在胃

裡的時間長短，受到很多因素的影響：進餐時間的規律性、攝取了哪些食物以及能量密度的高低。

次要的消化器官

在我們伴隨我們的小蛋糕，繼續它穿越小腸和大腸的後續旅程前，我們也要來仔細瞧瞧，在整個消化過程中，次重要的場所有哪些。因為，眾所周知，在一個系統中，只有最弱的環節是強健的，整個系統才有可能運作無誤。這個原則，也同樣適用於我們腸胃道的運作。此處，我將其簡化為肝臟、膽囊以及胰臟三個消化腺體。這些腺體能做的，就是它們最擅長的：製造重要的物質，並且把這些製造出來的物質，運送到所需之處。消化系統的運作，並不是發生在一個閉鎖的系統，例如：發生在胃臟以及腸道裡面，而是仰賴大大小小的腺體為工具，使得消化運作的工程，順利地一站接著一站地傳遞下去。

❖ 肝臟

肝臟以它 1.5 ～ 2 公斤的重量，被視為是人體內最大的腺體。它不僅僅只是以它的體重而受人注目，它也承擔了一些重要的任務。如：它是我們體內的排毒器官，在此排毒的過程中，它參與了大部分的碳水化合物、脂肪以及蛋白質的新陳代謝，並且也參與了膽固醇、尿素以及膽汁的合成過程。若沒有膽汁的合成，我們的身體就不可能消化脂肪了。再經過在肝臟內的合成過程後，旅程進入膽囊了，膽汁已經在那蓄勢待發了，準備稍後要在小腸中發揮其作用。小腸裡的吸收運作完成後，營

養素將藉由血管輸送至肝臟，在那裡，營養素將依肝臟的需求，或被儲存，或被運送到特定的地點。在此處，特別是碳水化合物會以肝醣的形式被儲存起來。這種肝醣就是單醣的儲存形式，並且也就是我們碳水化合物的活期存款帳戶。因為 2～3 公克的水可以和 1 公克的葡萄糖連結（相當好的利息），並可以隨時取用（與定期存款帳戶相較）。肝臟細胞具有的特性是，可將糖轉換成脂肪，以及將胺基酸轉換成糖。雖然在轉換過程中，會失去一些能量，這種轉換的機制，對於我們人類的祖先而言，卻具有重大的意義。在食物缺乏的遠古時期，我們的身體在演化的過程中，必須發展成盡可能確保能夠存活的機制。因此，肝臟就演化成了具有儲存功能的器官。若我們的祖先能夠盡情地好好享用充分的碳水化合物食物，就能夠把攝入體內過剩的營養，以肝醣的型態儲存在肌肉或肝臟裡，而不用由糖轉換成脂肪排除體外了。但事實上，我們的祖先總是處於飢餓狀態，對於將體內脂肪排出體外的機制，會被視為是種暴殄天物的浪費行為啊！在離我們不久的幾十年前，那個物資卻乏的年代，沒有幾個人能夠吃得夠飽。但在營養過剩的今天，我們身體為了生存下來而發展出將體內過剩的營養，以肝醣的型態儲存在肌肉或肝臟裡，卻造成人類普遍的肥胖症。

❖ 膽囊

　　膽囊以歡欣鼓舞的期待，來迎接膽汁的到來。膽囊的主要任務是，作為在肝臟裡製造出來的膽汁的暫時儲存所——膽囊就是膽汁的保留地。現在，在膽道以及小腸上端的通道旁，因

無消化運作而放鬆皺縮起來的括約肌裡，膽汁流到它原本要發揮功用的地方，在那，膽汁必須將脂肪分解消化，因此具有不可取代的重要地位。

這就像在煎完東西後，要把油膩膩的平底鍋擺放到櫥櫃前，會先用清潔劑，把鍋子刷洗得光亮如新一樣。這裡所指的是與清潔劑功能相當、但由身體自己製作出的膽汁。就像清潔劑一般，膽汁負責的工作是將脂肪和水混合。膽汁的功用，就是要防止在我們的腸子裡，產生像湯裡的油花——那些不溶於水的油花。若沒有膽汁的作用，那些高價值的營養成分就會滑過去了，如此一來，那些脂肪消化酶將沒有機會，將這些不溶於水的脂肪抓住，並且進行它們的任務。

❖ 胰臟

胰臟是另一個重要的腺體，雖然不是消化過程的主要場所，但在消化過程中，也扮演著不容忽視的腳色。若無胰臟，我們在胃臟裡已經變酸的小蛋糕將無法變成中性，繼續其消化的旅程；我們的血糖，也無法正常地運作；在我們的小腸裡，也無法產生消化脂肪、蛋白質以及碳水化合物的消化酶了。

在此處所製造的消化酶和碳酸氫鹽形成了製造胰液的原料。在胰液裡，還有其他物質，如消化蛋白質的蛋白酶、分解脂肪的脂肪酶以及消化碳水化合物的澱粉酶。若是胰臟有問題，那麼那些重要的營養素就無法在小腸內好好的被消化分解，並且將會在大腸中發酵腐敗。

然而，胰臟是從何處得知，它什麼時候應該把它的消化液

製造出來呢？藉由感官印象啊！當第一眼看到和聞到小蛋糕的時候啊！早在咬下小蛋糕的第一口以前，身體的視覺與味覺，就觸發了製造消化液的開關了。第二道重要的觸媒，就是小腸黏膜的兩個荷爾蒙，在食物於口中咀嚼成食物泥時，其就已被

最重要的胰臟荷爾蒙以及胰臟酵素的功能概覽

⇨ **胰島素** 為升糖素的對手。負責吸收血糖到細胞中，並且降低血糖指數。促進肝醣的儲存以及脂肪能量的儲存。

⇨ **升糖素** 為胰島素的對手。減少肝醣轉換為葡萄糖，藉此提升血糖指數。在身體感到飢餓時，釋放出身體儲存的脂肪能量（脂肪與肝醣）。

⇨ **α 澱粉酶** 我們在論及咀嚼過程時，就已經認識這個酵素了。在很後面的消化過程裡，α 澱粉酶將會派上用場，並且負責將澱粉分解成糖化合物。

⇨ **胰臟脂肪酶** 需要膽鹽，以便將脂肪分解成可以利用的單一部分，並且胰臟脂肪酶也是由胰臟所合成的。

⇨ **生長抑制素** 被視為是「宇宙停頓者」。阻礙胰島素與升糖素的釋放，並且也會抑制腸胃肌肉的活動，也因此，在消化時，導致營養素的循環利用變差。

⇨ **飢餓肽** 提升飢餓感，並且導致生長激素的釋放；若飢餓感消失（例如：罹患瑞德威利氏症候群（Prader-Willi-Syndrom）＊的病患），則飢餓肽的數值將會劇烈爬升。

＊譯註 瑞德威利氏症候群俗稱小胖威利，是一種遺傳性的綜合病徵，影響神經、行為及內分泌系統。最早是由 Prader, Willi 及 Labhart 於 1956 年發表的，描述一群肥胖且身材矮小的小孩，其具有隱睪症或陰莖短小、發育遲緩及低張力等特殊表徵。主要源自於父親染色體的缺失，發生率為萬分之一。文獻來源：台大醫院基因 https://www.ntuh.gov.tw/gene/lab/prenatal/prader.aspx

活化啟動了。說到荷爾蒙：胰臟的細胞合成了許多重要的荷爾蒙，如：胰島素、升糖素、生長抑制素以及飢餓肽。

人體加油站的小腸

　　我們的小蛋糕，現在我們已不再稱其為食團，而稱其為食糜——已待在胃中被搖來搖去了有 5 個鐘頭*了，其碳水化合物、脂肪以及蛋白質的消化已經開始了，現在食糜要被送進小腸了。小腸分為三部分，計有：12 指腸、空腸以及迴腸。12 指腸名字的由來，就如其名所顯示的，是指其長度大約 25 ～ 30 公分長，也就是 12 根手指寬幅的長度，因此，也就成為總長 3 到 5 公尺長的小腸裡，最短的一段了。

　　為了要在複雜的營養素中，再打碎成可資利用的部分，我們的身體就去武器彈藥庫裡拿取工具。我們稱這工具為消化酶，其任務為：把大的分子分解掉，這樣，他們才能穿透我們的小腸黏膜，進到血管中。我們小蛋糕中的蛋白質，那些我們通常在麵粉製品中可以找到的蛋白質，將被蛋白酶分解成胺基酸。從食用油、奶油或植物黃油所攝取到的脂肪分子，藉由我們前面已介紹過的身體自己所製造的膽汁，將脂肪逮住並將其溶入水中，好讓消化酶將其分解成脂肪酸。來自麵粉類製品的糖分子，感謝小腸中的澱粉酶，將其分解成我們大腦和肌肉最愛燃燒的型態：單糖。在小腸中所進行的，就是我們所理解的消化：大部分可利用的營養成分，將在此處被吸收。若您願意，

＊作者註 隨著吃入食物的不同，食物停留在胃中消化時間的長短也不同，從消化飲料最短需耗時 1 個鐘頭，到消化羽衣甘藍或是油膩的肉類需耗時 7 個小時不等。

可將小腸視為是人體加油站：在此處，我們吸收了養分，那些稍後會在細胞中被燃燒的養分，或在身體別處被利用的養分。

大個頭的大腸

　　水是十分珍貴的資源。因此，不是只有我們人類會以節水的方式，來刷牙和沖澡，我們的身體也會節水喔～畢竟，我們人體的組成，水就占去了 50% ～ 75%。隨著年齡層的不同（年紀愈輕，體內含水量愈高）、性別的差異（男性因身體肌肉多以及體脂肪較少，所以體內含水量較多）、脂肪占比（體脂肪多，則含水量就少）等因素，體內的水分占比，將有所不同。像我們人類這種生物，若數日無水可喝，就會死亡。因此，我們的身體也發展出細緻的省水機制，就如同刷牙用的水杯，或是刮鬍子刀上的省水蓋子一般。身體細緻的省水機制之一，就是大腸。當我們小蛋糕以食糜的型態抵達了大腸時，其中仍含有過多的水分。若這時候就將食糜排出體外，未免太浪費了。基此之故，大腸的首要任務，就是以它 1.5 公尺的長度優勢，儘可能的將食糜中的水分抽出。為了使繼此「抽水工程」之後的排便不至於太過痛苦，大腸在從事抽水任務時，同時也釋放出黏液，讓食糜可以好好地「滑」到下一站。此處也要順帶一提的是，就算沒有飲食要輸送到排便處，還是會有糞便排出。因為糞便的組成，不是只有飲食消化後的殘渣，而且還有不斷產生的消化液以及老舊脫落的腸細胞，這些都要排出體外。

　　在糞便排出體外前，那些在大腸中的腸菌，還要對這些食糜做最後的分解動作。在小腸已將小蛋糕中含糖的葡萄乾做分

解消化之後，現在大腸中呈現食糜狀的小蛋糕，只剩下那些成分，那些我們身體無法吸收（因缺乏消化膳食纖維所需的消化酶）或不想要吸收的成分（例如：狂飲暴食後，小腸工作不勝負荷而呈現過勞狀態），此時在大腸中飢腸轆轆的細菌們，正歡欣鼓舞的期待大啖這些從小腸送過來的大餐。在大腸細菌大啖饗宴的同時，產生了氣體（也就是由氫氣、二氧化碳、硫化氫以及其他物質所合成的迷你屁），以及短鏈脂肪酸。有關那些氣體，我們將會在本書的後半部予以詳述。短鏈脂肪酸*是我們大腸細菌新陳代謝的產物。為了增進對大腸細菌的運作以及其所具有的意義之理解，現在，我們就進一步仔細的瞧一瞧腸道細菌的世界。

❖ 腸道菌是我們的好伙伴

在人類的身體裡，細菌的數量比細胞多很多。根據科學的估算，每個人體細胞上，居住著10個細菌之多。時至目前為止，尚未有機會實際數算體內的細菌房客數量，那麼，我們就必須滿足於估算的數字。根據新近的研究，在我們體內，人體細胞的數量與細菌的數量相當。隆・米羅（Ron Milo）、隆・山德（Ron Sender）以及閃・福克斯（Shai Fuchs）在他們新近的研究中宣稱，以往常被引用的人體細胞與細菌的數量比例，是錯的。根據他們研究的「參照男人」數據顯示——這是他們用來稱呼那位研究的對象，一位70公斤重、170公分高以及年約

---

* 作者註 短鏈脂肪酸，就是大腸黏膜細胞新陳代謝所需的能量來源。藉由脂肪酸的運作，促進了大腸對於水和鹽的有效吸收。

20 ～ 30 歲的男人，並據此得出其研究數據——該年體內人體細胞與細菌量的比例，大約是 300 億的人體細胞對上 390 億的細菌數量 [17]。約分之後，大概是 1：1.3。

這個新的估算數字，還是無法改變這項事實，那就是，我們人類是由來自兩個有機系統的共生體。我們的身體和腸道中的細菌叢的關係，就如同那位腸胃專科醫生、科學家，以及暢銷書作者阿雷西歐・法沙諾（Alessio Fasano）在他那讚譽頗多的演講《*The Gut Is Not Like Las Vegas: What Happens in the Gut Does Not Stay in the Gut*》（直譯：腸道不像是在拉斯維加斯一樣：在腸道中發生的，並不會停留在腸道裡）[18] 中所提到的一樣。當我們拼命地盡可能讓我們所處的外在環境，保持整潔以及零細菌汙染之時，單就在我們大腸中居住的細菌來估算，就有 1 ～ 2 公斤的細菌住在裡面。這真是個矛盾的現象啊～

我們應該為此而感到憂慮嗎？恰好相反啊！細菌不僅是我們忠實的陪伴者，也是我們身體的好朋友。我們體內有超過 500 多種的細菌，並且這些小傢伙會產生我們所稱的腸道菌叢。每個單一的腸道菌叢，依其細菌組成分子以及數量的不同，而產生各自相異的腸道菌叢。這也是為何每個屁味，聞起來都不太一樣的原因。然而，腸道菌叢對我們身體的影響，比產生不同的屁味，大上很多。腸道菌叢的功效是非常多樣性的，但對它的研究卻仍處幼兒時期般地有待開發。但可以確定的是，我們消化道的能量產額、我們的免疫系統、我們體內維他命的供應以及防止壞菌的攻擊等，都與腸道菌叢有關。最新的研究顯示，腸道菌叢甚至與體重過重、罹患糖尿病以及動脈硬化等疾

病相關。學術工作者又在導致體重過重的冗長凶手名單上，再加入一名被告。該項研究證實，身材苗條的人，體內有較多的類桿菌屬細菌，並且有較少的厚壁菌門細菌[19]。反觀體重過重者，其體內前述的細菌種類比例，則與身材苗條的人相較，恰好相反。值得慶幸的是，腸道菌叢的細菌組成，並非呈現靜止不變的狀態，而是可藉由健康的飲食以及補充必要的營養而改變。至於要怎麼做的細節，我們容後再稟。

　　我們腸道菌叢究竟是如何形成的？這個問題，和腸道菌叢的任務究竟是什麼的問題，一樣令人感到十分有趣。畢竟，我們出生時，體內是沒有腸道菌叢的。首先，新生兒的無菌腸道要先被細菌填滿。最好的情況是，在出生時，母親就已經把她部分的腸道菌叢，給了她的新生兒了。例如：在自然產的情形下，嬰兒就已經接觸了來自母體陰道與肛門的重要細菌群了。第一次聽到這種說法時，可能會覺得不太衛生，但總體來說，和這樣的細菌接觸，對新生兒的健康是無礙的。因為這時所接觸到的那些細菌，正好是新生兒體內所需要的。在剖腹產的情況下出生的嬰兒，其無菌的腸道裡，不可能擁有來自母體的細菌入住。因為該名嬰兒乃是在醫院無菌的環境中出生的。這十分符合我們這個講究無菌的時代，但對於嬰兒正要形成一種健康腸道菌叢之際，這似乎是個很糟糕的開始。那些剖腹產生下的孩子們，與陰道自然產而生下的孩子相較，其體內乳酸菌形成的細菌數量，明顯地少很多。[20] 在嬰幼兒時期，其體內要建構一個良好的腸道菌叢環境，餵食母奶似乎也扮演了重要的腳色。餵食母奶不僅可促進親子關係的連結，而且也可增進好的

腸道菌入住。根據荷蘭有關出生——世代研究 KOALA 的研究結果顯示，幼兒是在家裡出生，並且繼之餵以母乳，在這樣的條件下長大的幼兒，證實對其腸道菌叢的形成，就是提供了一個最好的環境了。[21] 然而，對於幼兒腸道菌叢的發展有不良影響的情況，計有：早產兒、出生後久待醫院的嬰兒、接受抗生素治療的幼兒以及接受人工餵食的幼兒。[22]

然而，不僅僅是出生後的前幾個鐘頭或是前幾個月的時間，對我們的腸道菌叢，會產生重大的影響。我們在飲食以及生活型態方面的每個決定，也會反映出我們腸道是否健康。這項定理，直到老年，依然適用。對新生兒而言，有眾多的外在因素，會影響其腸道菌叢的形成；對老年人而言，似乎還有一項重要因素，會影響其腸道菌叢的形成。在 ELDERMET 的研究裡，研究人員發現，在養老院生活和的老人們，與生活在社區中的老人們（其仍保有自己的飲食習慣）相較，其腸道菌叢的多樣性明顯少很多。[23] 究竟是什麼原因造成此種差異的呢？那些長期生活在養老院中的老人們，其飲食中膳食纖維所占的部分，明顯地少很多。這些老人們不僅在居住方面有所改變，而

腸道菌叢最重要的功能概覽

- 防止不受歡迎的微生物侵入
- 健全嬰兒免疫系統的發展與形成
- 讓腸道內的細菌維持一種平衡的狀態
- 製造維他命（如：生物素、維他命 B12 以及鉀）
- 供應腸壁細胞所需的能量

且在應攝取的營養方面，品質也有明顯下降趨勢。研究人員發現，在那些生活在社區中的老人們體內，有較高的膳食纖維占比，其腸道菌叢較具多樣性，以及總體看來，這些老人們擁有較好的健康狀態。

排便方式

不論我們的小蛋糕曾經多麼地色香味俱全，被我們吃下肚後，最後都將成為廁所內棕色的糞便了。每一次的排便中，除了不能消化的食物殘渣外，我們的身體藉此排出了水分、損壞無用的組織、消化液、以及相當具有份量的細菌——一次排便中，通常細菌就占了其中 30% ～ 40% 的容量。而且，有關糞便量的多寡，可適用這個原則：你吃進愈多的碳水化合物，你所排出的糞便量就愈多，並且你就必須常跑廁所上大號。至於，我們可以忍住便意，直到安抵廁所才辦大事，而不會控制不住地隨地排便，我們得感謝我們 3 組盡責的肌肉：

1. 關閉肛門的括約肌的內層肌肉——我們不能自主控制。
2. 關閉肛門的括約肌的外層肌肉——我們可以自主控制。
3. 恥骨直腸肌——我們可以自主控制。

前述的恥骨直腸肌可視為骨盆腔底肌群的一部分，其乃負責將直腸彎曲並關閉的門閥。我們舒適的坐式馬桶，不利於恥骨直腸肌的放鬆，將可能導致我們排便不順暢。

也許，你曾經有過這樣的經驗：你坐在馬桶上，想要好好地辦大事，但經過數分鐘的辛苦用力擠壓肛門的括約肌，並且也把你所有的社群軟體訊息滑過一遍了，下面居然連一點「收

穢」都沒有。就算有「貨」出來，也只是擠出了應該出來的分量中的一小部分而已，整個人充滿著排便沒排乾淨的不舒服感。應該沒有人會喜歡，做事只做完一半的吧！人體的構造解剖圖告訴我們：我們的身體不適合成 90 度的姿勢排便。就算德文字「排便」暗示著是「坐著」解決的。事實上，我們肛門排便管道，比較適合蹲姿。蹲好，就已經是排便成功一半的保證了！

　　雖然如此，我們也不需要馬上就和我們舒適的坐式馬桶告別，換成蹲式馬桶；或是，從現在起，為了撇條，而跑到森林祕境中去。我們可以繼續使用我們這時代發明的舒適坐式馬桶，並且調整一下我們的排便姿勢即可：你可以將木製小板凳，或者是合於人體工學且利於排便的小板凳，放在離馬桶幾公分之前，將你的雙腳與肩同寬地置於其上。這樣的姿勢，可能剛開始時，你會感覺很奇怪，甚至感覺，好像要掉進馬桶裡一樣，然而，這樣的姿勢，確實有利排便。這樣的蹲姿，可使恥骨直腸肌放鬆，讓直腸中的糞便順利進到肛門而排出。這是身體呈 90 度的坐姿所不能達成的*。蹲姿的排便姿勢，將使得排便能更乾淨、更輕鬆與迅速地完成。也許，在我們所處的文化圈內，對於如何排便的姿勢，十分在意，但也是時候，要向來自別的文化的人學學了。在難民潮的危機中，不僅產生不同信仰間的衝突，而且還有不同的廁所文化間的衝突。優雅的歐洲人，都能盡量地以準確的角度，來解決他的內急；但許多來自中東

＊譯註 因為恥骨直腸肌會因此而繃緊收縮，使直腸彎曲，這樣一來，直腸中的糞便無法進到肛門而被排出體外。

地區的人們，他們只知道以蹲姿上廁所。因此，在許多難民收容所裡，就出現了對廁所使用規則的告示。告示上，會用圖示法圖解，在德國要如何正確地使用廁所——並且請用坐姿上廁所。圖示上的蹲姿者，會用許多不同種的語言標明「不對」，表示，這種行為是被禁止。然而，有許多腦筋動得快的企業，已研發出可以用蹲式或用坐式的廁所了。或許，廁所，這一度清靜無所爭之所，將成為促進文化融合之所。顯然地，我們這種進步文明的坐姿廁所文化，並非唯一的排便方式，更非最理想的排便方式。

我們消化了什麼？

臉書、IG 以及網路論壇等，無須擔憂會被當成是偷窺狂，所以都是追蹤別人想法的理想處所。網路世界裡的匿名特性，讓我們可以觀察社會的趨勢，並且深思其所代表的意義。因此，就我觀察網路世界後，一直縈繞在我腦中揮之不去的念頭是：人們對化學物質，存有極大的恐懼感。不僅是對學校的化學科目有恐懼感，而且是對超市裡販售的化妝品、衣物以及生菜沙拉等物品中，所內含的化學物質感到恐懼。容我這樣說道：我們應該為我們的飲食中含有化學物質而感到高興。一再發生的食品醜聞，以及因此而造成「化學物質」的概念，被用在負面思想的傳達方面，例如：「在我們的飲食中，含有太多的化學物質了，我已經不知道，我還有什麼可以吃了」。這樣的概念充斥在我們周遭，以至於讓我們完全遺忘了，飲食中的化學物

質究竟有何意義了。我們將化學物質與負面的概念作連結，並且認為「在我們的飲食中，含有太多的化學物質了」意味著：太多色素、太多調味劑以及防腐劑。然而事實上，若飲食中無化學物質，我們將無法生存。

　　每一餐的餐點、每樣生鮮以及每顆蘋果，都是由化學物質所構成的。碳水化合物、脂肪、蛋白質、膳食纖維、維他命、礦物質，微量元素，甚至是好喝的飲用水——這些，通通都是由化學物質所構成的。但請勿誤解，我的意思是：我也覺得大部分的化學添加物，包括那些出現在包裝盒上不認識的化學物質，都是不必要的食品添加物。但食品中，添加上一點點的抗壞血酸（意指維他命 C，是一種愛現的專業用語表達），或是檸檬酸，是不會有人反對的。為了要了解：我們每日消化了什

有關消化的五項事實

- 從我們口腔內的酶算起，一直到所攝取的飲食裡，所有在我們消化道裡的處理過程，每日大約需要 10 公升的液體。
- 胃臟是我們消化道中最酸的部分，藉此，可保護我們的身體，不受有害物質的侵害。
- 營養成分的吸收，是在小腸中進行的。在此處，飲食中大部分可供利用的物質，將被分解出來，以供身體利用。
- 我們體內的細菌量，多於我們的體細胞數量。特別是那些生存在我們消化道裡的細菌叢，其不僅對我們的免疫系統以及維他命的合成深具重要性，並且，也可對抗肥胖症的發生。
- 我們出生時，腸內是呈現無菌狀態的。因此，無論是生產的方式，或是嬰兒的飲食，都對我們腸道菌叢的形成，具有深遠的影響。

麼東西？我們吸收了哪些物質？以及哪些隨著糞便排出體外？我們就必須對我們飲食中的化學物質成分，有更深一層的了解。對每日飲食的基本了解，將有助了解身體的反應，以及進一步地改善有關的消化困擾。

　　因此，在此章節裡，我也試著，僅給予您，最重要以及最易理解的訊息。基此，我將省去太過細節的描述，並且將內容限縮在我們的主要議題上。對於那些想要更深入理解此章節中專業知識的讀者們，請參閱本書附錄所推薦的參考文獻。

主要消化的東西

　　您還記得我們上個章節所談的小蛋糕嗎？就算您不喜歡烤蛋糕（並且像我一樣，比較喜歡吃，不喜歡烤），您也一定知道，小蛋糕是由許多不同的材料所組成的：麵粉、糖、油、人造黃油、奶油、巧克力、甜菊、木糖醇、櫻桃以及堅果等，依個人喜好而不同。在這許多不同的材料中，我們會區分成：主要材料（例如：麵粉、糖以及人造黃油）以及次要材料（例如：櫻桃、巧克力碎屑以及堅果）。主要材料是糕餅的基礎，若無這些主要材料，是無法烤糕餅的。次要材料在糕餅所占比例上，雖然僅占次要角色，但對於糕餅給人的視覺、味覺以及整體感覺，亦具有一定的影響力。

　　同樣的情況，也發生在日常飲食的組成上。因此，有些營養成分，在數量上占據我們飲食中的大部分，並且供應我們身體相對應的能量，我們稱其為主要營養物質，計有：碳水化合物、脂肪以及蛋白質，其為我們維生的基本物質。這些化學物

質，供應我們身體，在從事看得到的活動（例如：跑步）所需的能量，在此活動中，這些化學物質，讓那些在體內看不到的細胞活動，得以進行（從糖裡汲取能量並輸送到肌肉細胞裡）。這些化學物質就是我們飲食中的主角們，並且也是我們探討有關〈最好的營養習慣〉的主要議題。然而，如同在電影行業一般，沒有一部電影只因為其主角的演技，而成為一部經典名片。那些被視為在一部電影裡占有陪襯地位的部分，如：聲效、燈光、剪輯、導演等等，亦對整部電影作品的品質，產生具有決定性的影響。對我們這些觀眾來說，這些我們在電影大螢幕前看不到部分，我們稱其為微量營養物質。雖然其並不供應我們身體所需的能量，但卻對我們維持理想的健康狀態以及工作效率，提供了最主要的化學物質。如同一部電影的片尾所列出的名單，那份對這部電影所有有貢獻者的名單一樣，我們也要在以下的章節裡，對我們飲食組成的整個環節，有主要貢獻的主角們，以及有次要貢獻的配角們，一一加以詳述，以利瞭解營養組成的全貌。

❖ 碳水化合物

現今，在我們所有聽到對糖的嚴厲批評裡，有一點我們不應忘記，那就是：糖也只是一種碳水化合物。而大家對其讚譽有加的膳食纖維也同樣是碳水化合物。碳水化合物並不是一定要避免的物質，只因為我們基於容易弄混的名稱，把碳水化合物又稱為醣，和家用的糖，當成是一樣的物質——糖和醣（碳水化合物）就常被當成同義字來使用（以下，我也會將其當作

同義字使用）。因此造成有許多人不了解，到底其有什麼功用。那些放在桌上的糙米和扁豆，意味著：「這些含有許多糖分。」是的，糙米和扁豆也含有許多糖分。只不過，這裡指的不是單糖，而是指多糖。值得注意的是：碳水化合物並非是甜點惡魔，當然，也不是懲罰的鞭子。就糖本身而言，就只有一樣特質：可口。人類的進化教導我們，要喜愛甜的食物（在鹹的食物以及高油脂的食物之外）——因為前工業化的世界裡，能量是稀有物。我們的祖先們在農業革命之前，已經花了超過一萬年的時間，找尋可得溫飽的食物。甜食在當時是稀有物，真是他媽的有夠少的！因此，在此時期，慢慢地發展出偏愛甜食的興趣。時至今日，我們仍能感受這種偏好的威力。對我們的祖先而言，用甜食來填滿肚子，在那物資缺乏的年代裡，可使其有飽足感。他們也知道，這樣的甜食饗宴並非常態。今日，這種食用甜食來求生的本能，已不具有任何意義。事實上，今日吃甜食已和求生存完全無關了，而且還會產生反效果：肥胖症、飲食失調、糖尿病以及其他症候群，這些都是今日失衡的食物恐懼症的結果。

我們學會了，要喜愛碳水化合物——但錯誤的是，除了紅血球以及腎髓質之外，我們的大腦也喜愛它。我們的大腦之所以喜愛碳水化合物，是因為其為能讓大腦最有效率工作的營養素，碳水化合物幾乎只滿足了大腦能量的需求*（占基礎代謝率的18%～20%）。碳水化合物乃是基於身體處於飢餓狀態時，

---

*作者註 在特定的情況下，會導致酮中毒現象，此指的是，大腦的能量超過了酮體。當糖尿病發或是身體處於飢餓階段時，就會產生「救災能源運送者」，並且負責供應我們身體的管制中心能量。

所設立的救災計畫＊＊機制，故其並不屬於維生必需的營養素之列。這意味著：我們身體可以沒有碳水化合物而繼續存活下去。然而，我們是否可以完全沒有麵食和馬鈴薯而仍生活得很好，這值得懷疑。但這和人類的演進無關。今日，完全沒有碳水化合物的生活，純屬例外，且是由西方的世界，所刻意製造出來的。在齋戒禁食之際，我們的身體就會擺上過往封塵已久的救災計畫，並且執行之。若身體缺乏碳水化合物時，肌肉中的胺基酸或其他的物質，會被拿來做為製造糖的新合成物。我們的大腦因有糖的供應而歡欣鼓舞，並且以高效率的運轉來酬謝我們。

碳水化合物的五項事實

- 每公克能量的含量：4.1 大卡
  最重要的型態，計有：葡萄糖、果糖、乳糖、半乳糖、膳食纖維
- 膳食纖維 = 無法消化的碳水化合物
- 碳水化合物 = 糖 ≠ 家用糖
- 最重要的功用，計有：能量之源頭（特別是對紅血球以及大腦而言）、能量儲藏室（肝醣）以及幫助消化（膳食纖維）

❖ 脂肪

1980 年代的觀念是「脂肪會造成肥胖」。對那些研究營養學的同事們，特別是針對研究碳水化合物的同事們來說，脂

＊＊**作者註** 在飢餓情況下，在所謂的糖質新生作用下，也就是葡萄糖再生作用下，身體不從碳水化合物中產生葡萄糖，而是從乳酸鹽、丙酮酸鹽、甘油或者是從胺基酸中，產生出葡萄糖來。

肪也不是很容易理解的物質。脂肪有時一下被當成仙丹般的營養素，被捧上了天（例如：實施生酮飲食時）；有時，又要固執地避免食用脂肪（例如：採取低脂飲食）。在討論有關飲食中所含的脂肪議題時，我們不應忘了這一點，那就是：糖質新生作用的運作，讓我們在沒有碳水化合物的情況下，仍能存活，但，若沒有維生的必需脂肪，我們將會變得體弱多病，不堪一擊。那麼，究竟為什麼脂肪會這麼地惡名昭彰呢？原因有二：第一、人們總是需要一個罪犯，來為其罪刑負責；第二、和第一個理由相差不遠，就是要為不斷增加的胖子數目找理由，而飲食中的油脂就成了最佳的代罪羔羊了。脂肪所產生的能量，是每公克碳水化合物和每公克蛋白質所能產生的兩倍之多。此外，過剩的脂肪，相較於其他物質，可以很輕易地儲存成體脂肪。賓果！就因為過剩的脂肪會囤積成體脂肪，所以對抗體脂肪的運動，就應運而生並且如火如荼地展開了。減肥食品工業家們，各個摩拳擦掌地蓄勢待發要推出相關的新產品，因為人們終於找到一個新的敵人，一個造成其肥胖的敵人。因此，消費者應該要開始購買低卡的食品，並將用其填滿儲藏室裡的食物櫃了。今日，我們可以看到，在 20 世紀末炒作出來的對抗體脂運動，究竟帶給我們什麼好的效果呢？完全沒有！生活在工業化國家裡人們，依舊是愈來愈胖，雖然他們改吃低脂優格以及低卡的食物了。

這種像賣牛奶女孩*般不切實際的計算方式，將飽足感、荷爾蒙的影響以及必需脂肪酸的影響等因素，都漠視地不去算入引起肥胖的因素中，當然對抗肥胖運動的結果會是，徒勞無

功。今日我們清楚知道：既不是全脂優格也不是晚上六點後還吃麵食等等因素，必須為大眾集體的肥胖症負責。最主要的原因還是動得太少，而吃進了太多的熱量。若吃的比身體消耗的，來得多，那麼就會變胖。報告完畢！

因為我們身體無法自行製造某些脂肪酸，而這些是我們身體維生所必需，所以飲食中，還是要攝取脂肪類食物。但也不是毫無節制地大啖奶油和炸薯條之類的食物。奶油和炸薯條這類食物的脂肪，與我們身體所需的必需脂肪是不一樣的——尤其是，體重過重者以及因超重而引起的相關疾病的患者，更是要忌口。對我們一般人而言，必需脂肪就是長鏈多元不飽和脂肪酸，較為人所知的有亞麻油酸（ω-6 脂肪酸）以及 α- 次亞麻油酸（ω-3 脂肪酸）。前述兩種不飽和脂肪酸是我們身體為了製造更長鏈的脂肪酸（如：二十二碳六烯酸：DHA 與二十碳五烯酸：EPA）所必需的。報告完畢！

就像碳水化合物一樣，在人類演化過程中，教會我們要喜愛脂肪類的食物。因此之故，電視上的廚師們往往毫無顧忌地，就往鍋裡丟上幾湯匙的奶油，理由是：油脂乃美味的來源。我們的身體被設計成這樣：認為油脂是好的。畢竟，脂肪曾在過往那物資缺乏的年代裡，提供給了我們的祖先，許多高價值的能量。

＊譯註 尚・德・拉封丹（Jean de La Fontaine）的寓言故事，描述有個女孩帶了一桶牛奶要去市場上兜售。在去市場的路上，她腦中想著，若賣了牛奶，最好的情況是，換來一隻雞；雞會生蛋，用眾多的蛋可以換來一隻豬，然後可賣豬換牛，又可賣牛⋯正想的時候，她卻絆倒了，也因此打翻了牛奶。她所有的算計突然間變成一場空。基此典故，賣牛奶的女孩，代表不切實際的或不合邏輯的想法。

- 每公克含有 9.3 大卡的能量
- 必需脂肪酸：ω-6 脂肪酸（亞麻油酸）以及 ω-3 脂肪酸（α-次亞麻油酸）
- ω-6 脂肪酸與 ω-3 脂肪酸的理想比例為 5：1
- 飲食中的油脂不一定會造成肥胖；但熱量超標的食物，一定會造成肥胖
- 最重要的功能，計有：供應能量、輸送脂溶性維他命、細胞膜的建造、保護內臟器官、產生飽足感以及影響荷爾蒙系統的運作

❖ 蛋白質

　　碳水化合物類以及脂肪類食物，常被視為是和平的破壞者，或者是班上的搗蛋分子。看是依照哪種飲食寶典，有時是碳水化合物類，又有時是脂肪類食物被列為是忌口食物。然而，不論是哪種飲食設計，蛋白質食物總是被視為是模範生。蛋白質類食物的這種特殊身分，在其名稱上就已經可以看出了。「蛋白質」一字源於希臘文的 proteios，意指：「首要的」，或是「優先的」。事實上，蛋白質類食物真的是我們身體必需的物質。其乃我們體內氮的來源，而氮又是地球生物生存的基本物質。當氮由大氣中經由細菌以及土壤而進入植物中時，就產生了植物性的蛋白質。我們經由兩種途徑，可攝取到此種植物性的蛋白：一種是我們直接吃進此種植物；另一種則是間接的攝取方式，我們可攝取動物的肉，那些專門攝取此種含氮植物的動物。

　　在這裡，我想用珍珠項鍊的例子，來說明有關蛋白質的產

生過程。眾所周知，珍珠項鍊是有許多單一的珍珠所構成的。我們假設蛋白質就是一條珍珠項鍊，那麼那些單一的珍珠就是蛋白質的氨基酸了。如同珠寶店裡，販售有大顆珍珠的珍珠項鍊以及小顆珍珠的珍珠項鍊，也有規模較大的蛋白質（由成千上萬胺基酸所組成的）以及規模較小的蛋白質（數量低於 100個胺基酸所組成的）。現在，我們為了要交換、或拿掉珍珠，或是要加入新的珍珠，所以要拆開這些珍珠項鍊。蛋白的消化分解，也和拆開珍珠項鍊這情形，是一模一樣的。若蛋白質為一個整體時，我們的身體是無法利用的。因此，我們必須拆解珍珠項鍊（蛋白質），取出一些單一的珍珠（胺基酸），將其放置到我們的珍珠儲藏盒（胺基酸池）。從這個珍珠儲藏盒中，我們的身體可以製造供其利用的新的珍珠項鍊（蛋白質），並且將其儲存在我們的肌肉中。自由的氨基酸——就是那些珍珠，那些被拆解並被放置到珍珠儲藏盒中的珍珠，正優游在胺

有關蛋白質的五項事實

- 每公克含有 4.1 大卡的能量
- 依照珍珠項鍊原則，蛋白質是由許多不同的胺基酸所組成的
- 必需胺基酸有：纈胺酸（Valin）、白胺酸（Leucin）、異白胺酸（Isoleucin）、苯丙胺酸（Phenylalanin）、甲硫胺酸（Methionin）、色胺酸（Tryptophan）、蘇胺酸（Threonin）、溶素（Lysin）
- 蛋白質是我們唯一的氮來源
- 最重要的功能：荷爾蒙平衡的調節，身體在齋戒禁食狀態裡，備齊所需能量

基酸池，並且等待著被取出，為了合成為蛋白質而被取出。

　　就算蛋白對我們身體而言是必需，但也不是每個胺基酸（珍珠）都是不可或缺的。20 種氨基酸裡，只有 8 種是我們人體必需的氨基酸。在這 8 種以外的氨基酸，正常情況下，我們的身體是可以自行合成的＊。在人類的進化過程中，蛋白質物質一直以來都扮演著關鍵性的腳色。其不僅是我們製造氮營養素的來源，而且也是細胞與組織（例如：肌肉）再造不可或缺的原料。蛋白質對於荷爾蒙家族、免疫系統以及體內不同物質的輸送等，也同等重要。蛋白質在超市林立的時代之前，並非是隨手可得的營養物質。若我們仔細探究，就會發現，我們的祖先乃以攝取肉類食物作為蛋白質的來源，那麼，為何我們也對這項人體所需的主要營養物質有所偏愛，這就不奇怪了。作為品質好的肉類食物，我們用「鮮美」來形容，表示其肉質狀態新鮮以及調味料放得恰到好處。我們之所以喜愛肉類鮮美的味道，也許是因為其向我們發出了這樣的訊號：「這裡有營養價值高的蛋白喔！」帶有苦味的食物，對我們所發出的訊號則是：「小心喔！這裡頭可能有某些有毒的物質喔！」

微量營養素，效用驚人

　　現在我們離開了聚光燈所聚焦的主要營養物質，而把我們的目光放在第一眼顯得不那麼重要的微量營養物質上。但微量

＊**作者註** 兒童、老人、病患以及懷孕婦女一定要補充以下的胺基酸。計有：精氨酸、組胺酸、麩醯胺酸、絲氨酸、半胱胺酸、酪胺酸。其中，補充麩醯胺酸的氨基酸，對於消化障礙具有積極的療效。

營養物質絕對不是不重要，這點，你可從我們的小蛋糕的例子得到應證。沒錯，小蛋糕大部分是由麵團所組成，其中摻有少部分的可可粉。難道，可可粉就因其量少，而顯得不重要了嗎？如果沒了可可粉，我們的小蛋糕就不是巧克力小蛋糕了，而只是一個單調淡褐色的麵團。那香草的重要性呢？雖然只從珍貴的香草豆莢裡，取用一小撮的量，但就已經讓人感覺蛋糕精緻不精緻的差別了。微量營養物質的情形，也如前述可可粉和香草的例子一樣。若我們體內缺乏微量營養物質，雖然仍能存活很久，但就不會有良好生活品質的日子了。因為，維他命、礦物質以及微量元素等，都是維持良好健康福祉的基本要件。這些微量營養物質的影響範圍，從促進消化開始（促進鐵質的吸收以及膽汁酸的合成），經由骨骼的礦化作用以及在血液中輸送氧氣等。

❖ 水

水乃生命必需的，這，應該不用解釋了吧～我們人體大部分，乃由水所構成。我們的物種是這樣演化過來的：我們的生存、生長以及消化，都需要水。我們的身體不是平白無故的在尿道與消化道裡，設計了十分精緻的節水機制。前已提及，我們的消化道是節水大師。若我們把每天所製造的大約 8 公升的消化液，加上我們我們從飲料與食物所喝進肚裡的液體，那我們身體裡，每天有將近 10 公升的水。請您想像一下，一個容量為 140 公升的標準浴缸。我們要花兩周的時間，才能用我們的消化液，把這浴缸裝滿。值得注意的是，在這兩周的時間內，

這 140 公升的液體中，只有 2.8 公升經由我們的糞便排出體外。剩下的液體，都被小腸和大腸再吸收了，並且送到血液循環裡去了，最後抵達腎臟並被製造成尿液。大部分的情形下，體內的水分，是這樣被利用的，但有時也不是都是這樣。那麼，我們就來探討一下腹瀉吧～

　　水分就是每樣未被身體消化吸收的食物的基本成分。雖然我們的小蛋糕已在 180 度的烤箱中烤過，我們的小蛋糕裡，仍含有水分。在我們體內，水分是每個化學反應的基本要素。它是溶劑、冷卻劑、反應物質以及原料。消化過程要運作良好，水扮演著舉足輕重的腳色。若你在夏天喝的水太少，結果就是，你在上大號時，必須比平常多使點力，你是知道我在說什麼。為了能夠了解不同食物的含水量，我們就仔細瞧瞧下面表格裡的一些例子：

食物	水量的百分比
黃瓜	97
蘆筍	92
牛奶	87
柳橙	86
馬鈴薯	80
牛肉	47
大麵包	36
糖	< 0.5

從上面的表格中，我們可以確定的是：加工愈少的食物，它的含水量愈高。這樣，我們就明白了：我們攝取的食物愈健康和愈天然，我們就只要喝少許的水，就可以應付我們體內對水的需求。因為，我們的身體始終維持在一個平衡的狀態中。若我們灌進太多水到我們體內，我們就必須常跑廁所小號。若我們的身體缺水，我們就會感到口渴，解出的尿液，顏色會較深些，並且身體會產生頭痛以及注意力不集中這些訊號，以示警告身體缺水了。

就在炎熱的夏日，或者是在特別熱的度假區域，我們沒注意，很容易就會喝水喝太少。這也就是造成許多人（包括我在內）在夏季度假時，常常得面臨便祕的困擾的原因。因為，若我們喝太少水，水就會被大腸再次收回並再吸收，在此情形下，保證不論你待在廁所多久，都不會有「收穫」的。

在吃飯時喝水，到底會不會造成消化不良？長久以來，我就是那個在餐桌上對著同伴滔滔不絕地解釋的那一位，為什麼在吃飯時不可以喝飲料的那一位。這真是個錯誤的觀念！只要不要像布特・史賓賽（Bud Spencer）和泰倫斯・希爾（Terence Hill）這兩位演員一樣，在其所演的電影裡般地狼吞虎嚥地大啖餐點，那麼一小杯的水，是不會影響對消化有什麼負面影響的。因害怕用餐時喝水，會稀釋掉胃酸，因而導致胃酸無法消化食物的顧慮，是沒理論根據的。我們根本不可能喝到這麼多的水，多到可以改變胃酸的 PH 值——因為，我們的胃容量，根本容納不了這麼多的水。知道這個事實後，可以解除用餐時飲水或飲用其他飲料將導致消化問題的疑慮了。但是，為什麼有脹氣

困擾時，對於酒精類以及碳酸類飲料，還是應該要盡可能地避免呢？關於這點，我們稍後再仔細探討。

為什麼會放屁？

屁的形成

不論是在何種情況下放屁，在大號時不小心放屁、在辦公室輕聲的「噗」了一聲、或是如法國 19 世紀放屁藝術家雷‧培托曼尼（Le Pétomane）*特技雜耍式的放屁──放屁產生的原因都是一樣的，可區分為以下兩種：在消化道中形成的氣體以及吃進身體的空氣。

❖ 消化道中的氣體

在我們前述已仔細探究過小蛋糕在我們體內的消化過程中，會有怎樣的遭遇後，那麼關於排氣（放屁）的主要原因，就容易解釋了：有數以百萬計的細菌在大腸裡處理那些不能被消化的食物殘渣，並且在處理的當下，產生出許多迷你屁的氣體，這些氣體最後又聚集在一起而成為屁。

這些不能被消化的食物殘渣，主要是由碳水化合物所構成的。若我們體內缺乏乳糖酶，就無法將雙醣的乳糖分解成單醣。

＊譯註 本名為約瑟夫‧樸尤（Joseph Pujol），為法國 19 世紀著名的放屁藝術家，其可用直腸表演抽菸、吹熄蠟燭、吹奏樂器，還會模仿舊金山大地震。

若一切進行順利，那麼，這些不能被消化的食物殘渣隨之進入
大腸，並且在那被飢腸轆轆的細菌們所分解。在細菌分解時所
產生的大量氣體，很快的就形成明顯的脹氣狀態，並且，這就
是「乳糖不耐症」的第一個徵兆。此外，我們也已經提及過了，
膳食纖維（對我們人類來說），不過就是未消化的碳水化合物。
但細菌們卻是可以消化分解它們。因此，若攝入膳食纖維含量
豐富的食物，就可以明顯地感覺到，相較於膳食纖維含量少的

對腸道氣體的形成具有關鍵性角色的碳水化合物

⇨ **棉子糖** 大部分存在於豆類食物中，也可在綠色花椰菜、球芽甘藍、
蘆筍以及全穀類食物中找到。

⇨ **乳糖** 是天然的乳糖，母乳以及牛乳中，因含有此種成分，所以廣為
大眾喜愛。

⇨ **果糖** 普遍存在於水果中，也可在洋蔥、朝鮮薊以及小麥中找到此
成分。果糖常常以甜味劑的形式，使用在低酒精濃度的飲料以及果
汁中。

⇨ **澱粉** 是一種寡糖成分，常見於馬鈴薯、玉米、麵條以及其他穀類食
品中。

⇨ **山梨醇** 不僅只是口香糖中以及低卡食品中的一種糖精，也是天然食
物中的基本成分，例如：蘋果、西洋梨以及水蜜桃中都有此成分。

⇨ **膳食纖維** 這種成分是有益健康的。但若吃過多富含膳食纖維的食
物，容易導致脹氣。更確切地說，若攝取過多的水溶性膳食纖維，
其常見於豆類以及大部分的水果中，會導致腸道中易產生氣體。而
不溶於水的膳食纖維，是不會在我們的消化道中被分解的，並且會
被原封不動的排出體外。

食物，會產生較多的腸道氣體。

反觀脂肪與蛋白質類的食物，對於腸胃管道內的氣體形成，並沒有多大的影響力。但若是說，這類食物對於我們腸道氣體的形成，一點影響都沒有，這又是錯誤的。我們稍後會學到，恰好是富含蛋白質的食物，會產生令人作噁的屁味，並且，高油脂食物對於脹氣的形成，也並非是全然的無辜者。因為，高油脂的食物待在胃裡的時間較長，並且在吃進像聖誕大餐烤鵝般的高油脂食物後，會產生典型的飽足感。

❖ 誤吞入的空氣

若是屁味聞起來，沒什麼味道，可能是「吞氣症」使然。吞氣症是指不小心把空氣給吞到消化道裡去了。大部分被誤吞進肚子裡去的空氣，都可藉由打嗝而被排出體外。而沒被排出的誤吞空氣，則漫遊到我們的消化道裡，並且造成脹氣的生理狀態。這些被困在肚子裡的空氣，有一部分會經由小腸以及血管被運到肺部，最後被排出體外。這也就是為什麼，我們有時會從嘴巴裡排出像屁一樣的氣體。好險，這些從嘴裡排出的氣體不臭。不臭的原因在於，這些氣體在抵達大腸之前，就已經被消化道吸收，並且被我們的肺過濾了。消化道裡剩下的空氣則由屁眼排出。最常發生誤吞空氣的原因，計有以下數項：

- 吃飯狼吞虎嚥
- 飲用了碳酸飲料
- 用吸管喝飲料
- 過度嚼食口香糖

- 抽菸
- 脾氣暴躁易怒
- 心理或營養失調

也許你認識這種人，可以聽人家命令，就能打嗝的人（或者，根本不需要別人命令，就可以自己打嗝的人）。對於確知是吞氣症患者，用命令他打嗝的方式，以消除其脹氣的症狀，是可立即見效的。理論上，那些專業的放屁表演者，如：甲烷先生（Mr. Methane）也不過就是，他們不會聽人命令而打嗝，但是會聽人命令而放屁罷了～

腸道氣體的解析

一般普通的屁，大部分是由五種氣體所構成的：氮氣、氫氣、二氧化碳、甲烷以及氧氣。有趣的是，只有 1/3 的屁中，含有甲烷這種氣體。為何其他 2/3 的屁，沒有甲烷產生？無疑地，這是個有待研究的課題。但有人假設是基於基因的因素，其決定是否體內可產生甲烷。值得一提的是，前述 5 種氣體，全部都對屁味沒影響力──就連甲烷也無影響力。真是出人意料之外，甲烷居然是無味的。過往，曾認為甲烷是有氣味的，這種謬誤乃源於，自認聰明的人認為，若把可燃的氣體中加入味道，那麼，若有漏氣的現象時，會很快地被發覺。腸道氣體的組成成分，尤其是對形成令人作噁味道的元凶，我們至今仍是避而不提。因其只占所有放出來的屁的 1% 而已，因此會有人認為，這種屁事不值得一提。在教科書裡，也將這微小的 1% 的臭屁，稱為：「其他氣體的痕跡」。我則稱這種令人厭煩的

氣味為「臭氣」。我相當確信，你已經聞過這種氣味了。

　　請好好想一下這些問題：為什麼這些只占屁事總量 1% 的物質，會引起這樣大的關注？為什麼人類的進化，賜給我們這項能力，能夠聞到別人或自己所放出的屁味呢？這當然有它的道理。對我們的祖先而言，這難聞的臭屁味乃為一個警訊，要他們小心：「注意囉！可能身體有哪個部位發生感染了」。真是要感謝人類的創造者啊！

臭氣概覽

⇨ **硫化氫** 以及其他含硫成分的物質，其特有的氣味，那股聞起來像是腐壞的蛋的味道（硫化氫的味道），或者是像腐爛的蔬菜味道（甲硫醇的味道）是其特徵。有這些味道，不一定和蛋有關。特別是吃了肉類、蛋和牛奶之類的食物，或者是吃了綠花椰菜、白花椰菜、球芽甘藍以及高蛋白質粉的食物，都會在我們的腸道中，產生這些腐臭味的元素。還要附帶一提的是，這些氣味，和我們早上起床未刷牙時，口中所發出的異味，是同出一轍的。

⇨ **糞臭素** 源於色胺酸之類的胺基酸，並且也是以難聞的臭味為其特徵。

⇨ **丁酸** 從我們吃進的飲食並經由腸道菌叢厭氣菌的發酵後，所製造出來的產物。它們第一次被發現，是從酸腐的奶油裡，就像帕瑪森乳酪一樣——經由厭氣菌的發酵，所萃取抽取出來的。丁酸不僅讓我們腸道的氣體產生難聞的味道，而且也是嘔吐物的味道的基本成分。

⇨ **糞便** 直腸中的糞便，也是造成難聞屁味的原因之一，尤其是因為便祕的關係，很久未上大號的時候，所排出的屁味，更是難聞。

又有另一個問題值得探討了，那就是：為什麼在淋浴時，或坐在浴缸中泡澡時，我們的屁，味道聞起來特別濃與臭？恰巧就在我們潔淨我們身體的地方，讓源自消化道的氣體，如此地讓人無法忽視。原因有三：第一、水蒸氣會讓我們的感官更靈敏；第二、坐在浴缸中的姿勢，讓我們的鼻子更靠近臀部；第三、通常屁味會慢慢地擴散到周遭，而隨著擴散作用，屁味會慢慢稀釋變淡。但坐在浴缸中時，放出的屁恰好在水面形成氣泡，無法擴散，當氣泡破散時，屁味就傾巢全出，令人無法招架。

雖然屁的溫度，感覺起來好像不太一樣，事實上，它的溫度是一樣的。屁乃是以體溫 37 度的溫度被排出體外的，並且以時速每小時 11 公里的速度擴散至周遭。這是可以用紅外線攝影機觀察到的。若你手中剛好有一台紅外線攝影機的話，你就可以做此觀察。哪種感覺好像有熱熱的屁排出，純粹是身體正在作例行的「試驗」。當感覺有屁時，括約肌的內層肌肉稍為打開了一點點，這是為了要檢測，到底是氣體還是糞便，要直腸打開大門？如果直腸內只有一點點的氣體，就會慢慢地從肛門排出，我們就能感受到那來自腸道氣體的溫度。藉由放屁的速度快慢，就會產生對屁溫度的主觀認知。同樣的原則，也是適用於屁聲的大小：我們愈急著把屁排出而用力擠壓屁眼，屁聲就會愈大。

也許，你已經提過這個問題了，那就是：有些屁聲，聽起來好像是從一座優質的超低音揚聲器中所發出的；而有些屁聲則是發出尖銳的吱吱聲？這乃歸因於屁的產生原因（例如：因

誤吞空氣所致）以及放屁時，括約肌的鬆緊度。若放屁時，括約肌成緊繃狀態，則屁聲較尖銳；反之，若括約肌成放鬆狀態，則屁聲較為低沉。請試試以下方法，你可能會比較了解，屁聲高低的原因：若你將你的嘴唇肌肉繃緊成吹口哨狀，並試著吹口哨，此時，吹出的聲音聽起來明顯的感覺尖銳；當你放鬆嘴唇肌肉再試一次時，聲音又會變得比較低沉。但要順帶一提的是，屁聲的高低，到某種程度的時候，還是由生理的結構來決定的。因此，有些人的屁聲會如雷聲隆隆地響，而另一些人的屁聲則若蟲鳴的吱吱聲。

屁味導覽

⇨ **不臭的響屁** 這種屁可能大部分是誤吞空氣產生的。若屁放得很大聲，則這種屁大部分是不臭的，並且因為屁量多所以很大聲。

⇨ **屁味要人命的小聲屁** 每個人都知道這種邪惡小聲的屁，因為其要人命的屁味，所以無法偷偷放而不讓人察覺。因屁量少，所以這種屁較小聲，也因屁量少，所以氣味較濃較臭。

⇨ **令人掩鼻的響屁** 響屁也有可能會是令人掩鼻的臭屁。若屁量多的響屁中，含有相當分量的硫化物，那這響屁就會臭。

⇨ **臭蛋屁** 若屁味聞起來像是臭蛋的味道，主要是因為這種屁裡面含有一定比例的硫化氫成分。尤其是在吃完肉類或蛋類的食物後，放出來的屁，都有這種臭蛋的味道。

⇨ **腐菜屁** 若屁味聞起來像是腐爛的蔬菜味，很可能是屁中含有甲硫醇的成分。

⇨ **酸奶屁** 若屁味聞起來好像是奶油酸掉，那麼一定是含有丁酸的成分。丁酸也是製造臭氣炸彈的基本原料。

小心囉！屁，是可燃物喔！在 You Tube＊頻道上，看到點燃屁的這類影片時，確實很好笑。但為了您自身的安全以及健康起見，請勿嘗試這種危險行為。不論是硫化氫或者是甲烷，都是可燃的物質。因為，用火點屁的行為，不僅可能燒掉您的秀髮，還有可能導致嚴重燙傷，更不用說燒掉衣物，也是可能發生的。當因為好玩想得到旁人的一些笑聲而嘗試用火點屁的行為，因而導致憾事時，那麼，這樣就非常不值得了。

多常放屁算正常

您可以問一下某個人，他多久放一次屁。我想，被詢問者的反應：從挑高眉毛並且滿臉嚴肅地看著您，一直到明確以「干卿底事？」答覆者，應該都有。我怎麼知道被問者會做何反應呢？因為，我就是曾提出此問題的提問者。在撰寫本書時，我甚至曾在網路的論壇或訪談中，多次提出此問題。在作放屁行為的訪談時，並未得到可供本書之用的答案，但我個人的經驗以及一些研究報告，卻可以為這個簡單的問題，提供一些參考的答案。

科學對這個略顯不正經議題的研究調查，結果顯示：沒有標準值可以檢測，多常放屁算是正常。在這項「對健康自願受測者的正常排氣調查」[25] 研究裡，所得出的結果是：我們腸道每天的排氣總量，依不同的情況，會有很大的差異性。研究者調查出，每日的排氣總量，平均約 705 毫升，然而其差異範圍

＊作者註 如果你認為，只有男孩子會想要玩「點燃屁蛋」的遊戲，那請在 You Tube 輸入原文 Lighting Fart on Fire「點屁成災」，你就可以得到答案。

卻是從 476～1491 毫升。根據該研究調查顯示，採樣的時間點，也和排氣總量的多寡，有相當大的關連性。根據該研究的結果確知，飯後，排氣總量會上升，並且在睡眠期間，放屁的情形，明顯下降許多。

根據史丹佛醫學院腸道氣體產生的手冊寫道，每天平均放屁的總次數大約為 14 次[26]。其他的研究結果卻表示，每天放屁10 次是正常的，以放屁 20 次為門檻，超過此次數，則為異常現象[27]。對我而言，每天放屁 10 次根本就是天方夜譚。德國克雷費爾德市（Krefeld）赫利奧斯醫學中心（HELIOS Klinikum）的腸胃病專家暨院長湯瑪士•佛利林（Thomas Frieling）教授曾向我解釋道，一個鐘頭放一次屁的頻率是完全正常的。

若以前述每日正常的放屁次數 16 次為中間值，來計算每次屁量的數值（每日 705 毫升除以每天 16 次放屁），會得到每次大約 44 毫升的屁量數值。我們來做個比較：一個 Espresso咖啡杯的容量大約為 40～60 毫升。一次放屁的氣體容量，大該可以裝滿一個小的 Espresso 咖啡杯。

若我一天的放屁次數是 20 次左右，我會感覺自已恍若置身天堂。雖然這個數值已經超過被視為是正常的放屁頻率了。和我腸胃脹氣最嚴重的時期相比，那時一天要放屁 80 次或更多次，一天放屁 20 次，已經算是我的正常放屁次數了。只要是屬於正常的腸道排氣，而沒有其他的不舒服症狀，例如：腹瀉或是糞便顏色改變等，僅有難聞的屁味，但對日常生活的活動沒有嚴重阻礙，那麼，我就沒有理由要驚慌失措。

若放屁的頻率不斷在增加，並且持續性的肚子脹氣，並

且伴隨著令人作噁的氣味，那就應該要擔心了。這樣的情形就發生在一位「自動充氣病人」身上，以下我會這樣稱呼這位病人，該名病人的案例，詳細記載於美國腸胃專家麥可·賴威特（Michael Levitt）的紀錄中。這名「自動充氣病人」是位 32 歲的電腦程式設計師，在他先是發覺其糞便太軟，然後是短時間內持續性地放屁後，於 1990 年代接受了詳細的檢查。這名「自動充氣病人」被要求寫病況記錄，用書面方式記載其脹氣的情形以及每次放屁的相關細節。其每天放屁的次數在 50 次到最高次數的 129 次。和前述佛利林教授每天放屁 24 次為正常相較，這名病人的放屁次數已經超標 5 倍之多了。而且，其氣體排放的總量，有超出前述 705 毫升的容量許多倍。這位電腦程式設計師最高紀錄是在 18 小時內，從體內噴出了 2730 毫升的氣體出來。

「自動充氣病人」的悲哀在於，他僅能嘗試那些慣用的治療方式，如：消化酶製劑、活性碳藥劑、抗生素藥劑、抗黴菌劑、綜合藥草、腸道菌種製劑以及 48 小時的斷食，然後再進行低醣飲食等治療方式，但都徒勞無功。

阿道夫·希特勒（Adolf Hitler）不僅是精神方面呈現瘋狂狀態，身體方面也有問題，有數年之久的時間，他飽受脹氣之苦。若希特勒多年的私人醫生特奧多·莫雷爾（Theodor Morell）的病例記載是可信的，那麼「領袖」很明顯地是唯一的一位移動式的放屁者。如吉米·大衛森（Jim Dawson）在其著作《Who cut the Cheese? A Cultural History of the Fart》（直譯：誰放屁？屁的文化史觀）一書中所載，莫雷爾於 1943 年就已

經在其日記中記載了，他的病患吃過一頓素食餐點後，持續不斷地大量地放屁，這是他很少遇到的情形。這真是諷刺啊！這位獨裁者極想要統治這個世界，但卻不能控制他自己的身體！和希特勒瘋狂行徑相匹配的是，他對脹氣所採取的治療方式。他經年累月地吞食藥劑，想要把脹氣給斬草除根。希特勒希望用閃電戰的方式，來對抗脹氣。然而，他每次的服藥，都在毒害自己的身體。因為，他那常被其斥責的私人醫生所開給他的藥，是馬錢子萃取液，為一種有毒的植物，含有馬錢子鹼的毒性成分。這種生物鹼只要服用一點點，就會導致肌肉僵硬，是禁藥名單中的一項，以往是當作滅鼠毒藥來使用。此外，希特勒還服用顛茄，同樣的，它也是一種有毒的植物，含有顛茄鹼的毒性成分。雖然這兩種植物，在今天的順勢療法中，仍然被使用著，但其所使用的劑量，絕對不是當年希特勒所服用的劑量。當 1941 年希特勒發動巴巴羅薩行動全力進攻蘇聯之際，希特勒每星期應該已經吞下前述 120 ～ 150 顆治療他脹氣的藥丸子了。當另一位德國醫生艾爾文・基新恩（Erwin Giesing）在偶然的機會裡，檢查了一下希特勒所服用藥劑的成分時，驚訝地發現居然有毒性成份在內，他算了下，希特勒每周大約服下了馬錢子鹼和顛茄鹼各半公克的劑量。該名醫生的結論是：希特勒每天都服用了過量有毒的馬錢子鹼和顛茄鹼。「領袖」於 1945 年 4 月開始不停地遭受屁彈之苦。同年 4 月底，希特勒因帝國夢破滅而自殺身亡，並且其身體已經被毒性藥劑侵害到腦部了。或許，希特勒消化道裡的小毒氣室，是對他的一項小小的報復，對他所發動的那幾百萬條人命的大屠殺行動的報復。

鬱鬱寡歡者較容易放屁

　　雖然我們可以這樣假設，大部分的屁，都是在我們的消化道裡醞釀製造出來的，但也有證據顯示，心理狀態也可能對於形成脹氣，具有重大的影響力。這也就是為什麼對於過度放屁者的治療方法，例如：調整飲食、攝取植物性的保健食品以及益生菌等，都無效，因為原因不僅是吃了什麼，也是在用餐行為。這裡的解釋，傳達了前已述及過容易導致脹氣的兩項主要原因中的一項：誤吞空氣（吞氣症）。為了更清楚的理解，我們試著想像一個我們曾在本書第二章提及的那種人：高傲、衝動、易怒的人。我以前也是這樣的一個人，將很容易就產生脹氣，聲音愈來愈大聲，而且說話速度愈來愈快，連帶地呼吸也愈來愈急促。一旦陷入暴怒，不僅壓力荷爾蒙會湧入血管中，而且還有大量的空氣會進入消化道中。在那位「自動充氣病人」的案例中，腸胃專家麥可・賴威特和他的同事，在這位電腦程式設計師的屁採樣中，發現了存在於大氣中濃縮氮氣。雖然，這位病患矢口否認吞了許多空氣到肚子裡去，但推測是，該名病患不自覺地將空氣吞入肚子裡了。遺憾的是，該研究並未調查心理因素對這名年輕男子的病症是否有所影響。然而，有其他的研究致力於心理因素對脹氣的影響。

　　頻繁的打嗝、下腹部疼痛以及一種下腹部發脹的感覺，這些都是吞氣症所伴隨的病徵。這些病徵也會被用來歸因是一些精神疾病所導致的，例如：學習暨發展障礙。馬力歐・范・德・寇克（Marion van der Kolk）在上個世紀末，根據她的許多

調查研究報告得出結論：精神方面的障礙和大量的誤吞空氣，可能有某種相關性。[29] 另有一些研究者提及一位精神障礙男孩的案例，這個男孩來到了醫學中心時，有嚴重的腹痛，嘔出膽汁，並且有便祕以及脹氣等症狀。[30] 在身體檢查時，這些研究者甚至確信，該名男孩因誤吞了大量的空氣，導致大腸穿孔，自然地，也就會引起其他的併發症。也另有研究報告證實，精神和消化問題間，存在著某種關聯性。童湯豪（Tone Tangen Haug）和其挪威卑爾根大學的研究團隊，於 2000 年初在一項對挪威中部圖德拉克省北部的人口調查時發現，憂鬱症和腸胃病症，如：便祕和腹瀉，有其關連性。[31][32] 可能因為心因性所引起腸胃病症的名單，有一長串，[33][34] 但至今為止，仍無明確的科學研究可以證明，脹氣和精神疾病之間的關聯性。

但若我們把不正常精神狀態一一加總起來，例如：沮喪的情緒與其他精神方面的失調症狀，將導致更多的誤吞空氣行為，這樣，也就十分有可能的會引發更嚴重的脹氣。因為，如我們所知，吞氣症是腹部脹氣的主因之一。

以精神醫學的觀點來看，還有另一個原因，使得放屁這檔事是如此的令人感興趣。依不同的情況，放屁能引起人類整個情緒光譜——從羞愧感、輕視、噁心感、害怕、悲傷到愉悅和大笑。例如：在浴缸中的小屁泡泡，變成水面上的一團臭氣時，會讓我們感覺到很好笑。若和好朋友在一起時，發生這種浴缸小屁泡的事情，我們可以一起大笑。但，若在公眾場合放了個響屁，我們會感到羞愧到想死。

性別爭論：多屁先生和多屁女士

雖然我今天可以落落大方的談論脹氣一事，但我也花了一整年的時間，才敢第一次在我女友的房子裡上大號。當我坐在馬桶上，只是要靜待那撕裂水面的「噗通」一聲，直到今天，我仍然會為此感到些許的不安。因此，我大部分時候上廁所時，都會帶著震天嘎響的音樂進廁所。

在本書第一章，我們已經探討過了，在社會性別角色的期待上，若與屁事有關的事情，存在著多大的性別差異。然而，在其他方面，不同性別也存有極大的差異。因此，女性比男性大約多兩倍的機率，容易罹患消化方面的疾病，例如：腸躁症。對此種情形，可能的的解釋是，從女性對羞恥心的感受較男性強烈到男女身體構造上的差異使然。

就算女性一般不常公開談論屁這檔事，並且有些男性不願承認自己會放屁，但事實是：女性和男性放屁的次數是一樣多。然而，還是有一樣不同，那就是：女性的屁味，聞起來較濃較臭。1998 年的一項研究中，兩名勇氣可嘉的研究者，找來了16 名健康的受試者，並且研究發現：女性受試者的屁味，與男性受試者相較，聞起來噁心多了。[35] 此外，他們還發現：女性的採樣屁，雖然屁量較少，但其中含有更濃的氮氣。這個只有16 名受試者的調查研究，其研究成果的代表性雖然遭到質疑，但其研究結果，與研究早晨口中氣味的研究相較，其結果呈現一致性。在早晨口中氣味的研究結果方面，女性的受試者一樣表現較差——至少在造成口臭的因素方面是這樣的。研究者在

女性受試者早晨的呼氣裡，發現較濃郁的硫化氫以及甲硫醇成分（這兩種氣體也存在於屁中）。為了要解釋男女性別差異所導致的氣味不同，我此處引用了一位朋友的話，作為小結：「我們家有4個男人。若我老媽上過大號的廁所，沒人敢接著進去上廁所。因為，我老媽上大號所產生的臭味，比我們的大號，要臭上兩倍之多。」

在兩性關係中*，若消化及所有與其有關的議題，都避而不談，或著不予討論，那麼脹氣將可能成為兩人相處的大問題。再為此書的撰寫找尋材料時，我曾和一對戀人討論過有關消化的議題，所有與此有關的問題，他們都一概忽視不談。儘管這對戀人已經在一起生活有數年之久，但他們從未在彼此面前放過屁。他們自圓其說的理由是：若談論屁事，甚至真的放屁的話，這一點都不性感的事情發生了，那麼所有在他們之間的浪漫情懷以及性吸引力，將消失得蕩然無存。這類的議題令他們兩個感到如此的不自在，以至於他們不願意兩人一起和我討論，只願意接受單一的訪談。

雖然，我現在可以進一步的理解他們的論點，並且也絕對不會想取笑他們的論點。我還是秉持著我的一貫想法，他們這種觀點，不是處理此種議題的健康態度。真實的兩性關係並不是有如愛情電影的虛假情節。若想要在伴侶面前能夠感覺放鬆舒適以及可以信任他，那麼，生理的功能應當就不屬於兩性關係中的禁忌議題。我當然不會支持肆無忌憚的放屁比賽，以及

＊ 作者註　當然也包括同性戀的親密關係。

頌揚嘔心的屁味，但人性（放屁也包括在內）不應該被排除在在親密的兩性關係中之外。

當我和健康操與生活型態部落客（網址 fit-trio.com）的露易莎‧戴樂兒（Louisa Dellert）談及到放屁這個議題時，我十分驚訝地發現，她多麼落落大方的侃侃而談她在她的伴侶關係中，是如何去處理消化困擾的議題。她老實地承認道：「在過往的兩性關係中，我沒有和我的男友說過有關脹氣的議題」。但在最新的這一次伴侶關係中，她感到舒適有安全感，若無法憋住屁，那麼她可以很放心地偶爾放一次屁，或者是老實地和伴侶表明，因為脹氣所帶來的不舒服，讓她對親密的性關係沒興趣。

我很能理解她的感受。讓我們老實地承認吧：鼓著脹氣的肚子，是無法好好地享受做愛的。我們可以用香水、化妝以及髮膠把我們動物性的那一面，例如：體味汗臭，在兩性關係中，好好地隱藏好；然而，若和消化有關的事物，就很難隱藏了。就算放屁讓你感到很丟臉，它還是發生了。小男生和小女生都會放屁，這是再正常不過的事了。沒有人會因為你放了個屁，而要離開你。若真的因為這個原因而要離開你，那麼，他就不是你的真命天子。就如一句猶太西班牙語（Ladino）*的諺語所言：為了香吻而來到我身邊的，必須也要為了臭屁而留在我身邊。

---

* **作者註** 這是一種很少被用於口語的語言，也被稱為是猶太西班牙語。

第四章

對抗脹氣的最佳選擇：
「低產氣飲食法」

「消化正常勝過黃金萬兩。」

——特奧多爾・馮塔納（Theodor Fantane）

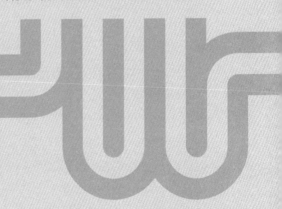

放屁的生理現象，是健康的：它代表我們身體所要傳達給我們的一個訊息，那就是，我們體內的腸道菌叢正在運作。腸道內數以百萬計微小的細菌居民們，因膳食纖維類的飲食而感到歡欣鼓舞，同時，為表示其雀躍的心情而排放出迷你的小屁，好像是在告訴我們：十分感謝您賜給我們這麼好的食物！然而，我們卻因為放屁而感到丟臉。事實上，我們應該因為放屁而感到高興才對。最新的幾項研究結果，幾乎可以支持這項假設：導致屁味呈現腐臭味道的硫化物，表示身體的運作是健康正常的。雖然這項假設尚未得到百分百的科學證明，但也沒有理由，把放屁這種生理現象，予以汙名化。就算我們很喜歡使用廁所芳香劑，或者是，穿著可消除異味的內衣褲，來遮蓋我們身體所發出的氣味，不容否認的事實是：不論我們是否願意，放屁，這種生理現象，已經成為我們日常生活中的一部分了。一個（在音量與氣味上）可以被接受的屁，不僅可使放屁者有如釋重負的輕鬆感，同時，也會引起一陣開懷大笑。當然，我也清楚地知道，若生活中只有放屁這種生理現象，並且被其完全掌控住的時候，生活會是何等光景。當放屁的次數已經超過正常人可以接受的頻率，並且已經多到讓人考慮，是否要放棄享受魚水之歡的樂趣時，那麼，這正是要採取「低產氣飲食」的時候了。因為經常性的脹氣，並不僅僅只是青少年間搞笑的材料，有可能也是我們身體的一種警訊，其欲告知，我們體內出現異常的狀況了。導致放屁的身體異常原因，計有以下數種：

・因飲食導致的過敏症狀以及不適症狀
　　我們體內不僅缺乏消化膳食纖維類食物的消化酶，而且在某

些狀況下，也缺乏對含有乳糖類成分食物的消化酶。就算我們體內並不缺乏消化含有乳糖類食物的消化酶，但這類食物，例如：奶油、牛奶、優格以及乳酪等食物，常常造成消化困擾。還有，在許多穀類中所含有的麩質成分，也有可能是導致腸胃發生問題的原因。脹氣就是身體對此類食物，產生過敏或不適症狀的第一個徵兆。

· **小腸細菌過度增生**

當我們大腸內的細菌往上漫遊到我們的小腸裡去，並在該處吸收我們吃進的食物，將不僅造成營養的掠奪效應，而且也會產生根本不該產生的氣體。

· **慢性發炎的大腸病症**

在此概念下，最重要的病症計有：克羅恩病以及潰瘍性結腸炎）。其症狀十分廣泛，計有：嘔心感、發燒、腹瀉、疲倦感、脹氣等主要症狀。

· **酵母菌**

當我們提到大腸真菌時，大部分的情況下，是指白色念珠菌這種酵母菌而言。在正常的情況下，這種細菌與其他細菌以及微生物，相安無事地一起生存在我們體內。但若這種菌種突然增生到失去了大腸內菌種間的平衡狀態時，就是身體遭受念珠菌的黴菌感染。

· **大腸激躁症**

與前述慢性發炎的大腸病症相反的病症，就是大腸激躁症。其為一種無法明確斷定病因的病症。尤其是該病症的症狀十分廣泛，以至於大腸激躁症會嚴重地影響生活品質。依德國

各邦不同的情況以及不同的診斷標準，初步估計，大約有 7%～25% 的德國人患有此症。

· **心理疾病**

前面章節已經討論過了，心理狀態和消化有直接的相關性了。心理的疾病或因素，例如：壓力，也導致了愈來愈多的消化問題——包括大腸激躁症以及脹氣。人類生活在一個壓力愈來愈大、生活步調愈來愈快的時代裡，並且，壓力被視為是社會地位的象徵時——壓力愈大，社會地位愈高，消化出現問題，乃現代生活的代價，且此代價還會伴隨我們一段很久的時間。

· **大腸癌**

當脹氣現象已經超過正常頻率時，有可能最糟糕的情況發生了，那就是大腸癌的徵兆。若有下列這些愈來愈多的情形出現，如：放屁、腹瀉、便祕或是血便，就一定要就醫檢查了。

此處，再一次作個小結：當您的脹氣不是那種偶爾發生幾次，讓您感到窘態的狀況，而是愈來愈常發生，頻率多到讓您感到腹脹痛苦的程度，那麼低產氣飲食就是一種您可以嘗試的解決之道。若您感覺您的腹部不僅僅只是常有脹氣，並且懷疑脹氣原因有可能是上述症狀之一時——特別是，還有持續性的腹瀉、噁心、打嗝以及疲倦感，您最好是馬上接受必要的檢查。您真的不需要害怕就醫，您只要想想哈德慕·史瑞德教授的話：「醫生是專業的禁忌破除者」就會覺得倍感安心。以下我所給您的建議，也一律適用前述症狀，那就是：我於本章節中，要更進一步帶您了解的低產氣飲食，該飲食法將對減輕腸道的負

擔，奠定一個良好的基礎。

　　或許，您現在的疑惑是：您應該從哪裡開始去認識這整個有關消化與脹氣的專業知識？另外，您要怎樣將這些學到的知識，應用到您的日常生活中啊？不論您是否是已經被診斷罹患有消化方面的疾病，或者是只想與脹氣共存地和平度日，這個章節傳達給您的訊息，恰好是您尋找已久的解方。讓我們一起來探討關於消化的理論（確實有部分的理論相當抽象）並且用實務導向的方法執行之。同時，我將會捨棄那些昂貴、費時以及無效用的奇蹟式療法，而專注於真正有療效的方法上。

米開朗基羅式的健康消化法則

　　在開始進入正題之前，首先，我想先向您解釋一下，米開朗基羅和這整件事有何關聯性。這位 15、16 世紀偉大的義大利藝術家應該曾經被這樣問過，他是如何完成像大衛（David）這樣雄偉的雕刻作品的。米開朗基羅應該會這樣回答：「從我開始雕刻這塊大理石塊起，這位大衛就已經藏身其中了。我只不過是把那些不屬於他身上的石塊，鑿開去除罷了。」

　　同樣的，每個健康的人體內，早就被賦予了一套運作正常的消化道了。然而，我們現代的生活方式早已和腸、胃、消化管線以及咀嚼等等的功能脫節了，以至於阻礙了這整個消化道的正常運作。在辦公室裡以及學校裡，數個鐘頭的久坐不動、使用坐式馬桶、偏愛速食餐點以及狼吞虎嚥的進食方式、攝取大量高脂、多鹽多糖的食物，並且也將低卡食物中的人工代糖

吃下了肚，這些飲食方式，都將阻礙消化道的正常運作。就像把多餘的大理石塊，從大衛的臉上移開一樣，首先，我們必須要剷除那些阻礙我們消化道正常運作的障礙。依照米開朗基羅的原則，我發展出了低產氣飲食法。當我們把那些容易導致脹氣的飲食拿掉，正常情況下，我們是不需要其他什麼昂貴的仙丹妙藥了。若我們的消化道塞滿了不健康的食物，然後再吞一些益生菌希冀幫助消化，這是沒多大用處的。這就好像是米開朗基羅只在大理石石塊上放些裝飾品，而不進行雕刻工作。同樣地，在短期禁食療法後，再以高脂高糖的速食，作為結束禁食的獎賞，這對維護正常的消化道運作，一樣是乏善可陳。要長期維持消化道的正常運作，必須另謀他法。不管米開朗基羅法則，其實，消化道的理想運作模式，就藏身在我們的體內。我們只需將那些妨礙它正常運作的障礙移除便可。

放屁的帕雷托法則

大部分的人所知道的帕雷托法則，是被稱為「80/20 法則」。這項法則，大都被用在經濟方面，例如：某樣會為某個企業帶來大部分獲利的產品。由於這個產品是否是獲利最多的產品，這可藉由規律性的觀察得知，所以這位義大利的經濟學家費爾菲利多·帕雷托（Vilfredo Pareto）研究得出這項經驗法則。該法則的最主要論說就是：某企業的少量貨品，便能為其帶來大多數的獲利——也就是，只付出了 20% 的花費，就可達成目標 80% 的效果。帕雷托法則也常被用在其他生活層面。

例如：常會讀到這類資訊，20% 的世界總人口，竟然擁有 80% 的世界總財富。也有些學習法是根據這個「80/ 20 法則」所設計的，例如：只要學會這教材的 20%，就可以達到某個考試的 80% 的分數了。

然而，帕雷托法則如同每個經驗法則一樣，只是現實的簡化法則。這些簡化了的模式，是不可能、也不需要含括我們這個複雜世界的全部面向。所以，帕雷托法則主要是要引人深思，並且引發您去深思下列的問題：哪些情況要為我的不滿現狀負全責？是哪些不重要的事情，占去了我們大部分的時間？哪些是導致我消化出問題的主要原因？

雖然我們將把重心放在最後一個問題上面，但同時也確信，因時間匱乏所造成的壓力以及深深的不滿，也是造成脹氣的主因。

為了讓我們的推論過程更清楚明瞭，我想像您介紹下面的這個金字塔圖型：

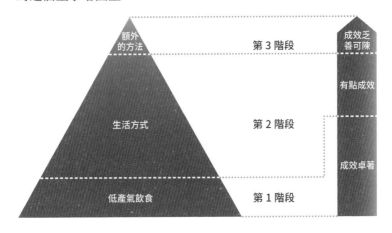

在以下的章節裡，我們將針對這個金字塔圖中的 3 個階段，作進一步的探究。我們將從低產氣飲食開始，其為對抗那些不討人喜愛的脹氣的基本功。低產氣飲食法就是米開朗基羅法則和帕雷托法則的融合產物：我們拿掉（或是減量）會造成我們脹氣的食物，藉此，就可以達到有感的改善效果。用帕雷托法則的說法，就是：用金字塔中 20% 的材料（低產氣飲食法）便可達到 80% 積極消除脹氣的效果。在此基礎上，再來，我們要仔細檢視一下，我們生活方式的那些部分，可以做些小小的調整，以避免製造大量臭氣沖天的臭屁。最後，我們將探討位於金字塔頂端的額外的方法。這些額外的方法，就是那些昂貴又／或耗時，而且對消除脹氣困擾，成效乏善可陳的方法。若這些額外的方法要有所成效，乃與前面其他兩樣方法一起實施才行。事實是：攝取容易導致脹氣的飲食，再加上不健康的生活方式，在這樣的情況下，想要用一些小偏方或所謂的靈丹妙藥來改善或消除脹氣，其治療功效一定是乏善可陳。

第 1 階段：「低產氣飲食法」

低產氣飲食法（Low FART Diet: LFD）將理論與實務合而為一種飲食方式，其易於在日常生活中執行，並且免於昂貴的額外支出。最重要的是，這種方式對於改善脹氣困擾，成效卓著。其乃建基於我個人親身的經歷，並且也有堅實的科學論據作為後盾。從數年前至今，我已經可以控制好我自己的脹氣狀況以來，我就持續不斷地密集專研此議題，將我自己的體驗和對此

議題最新的研究報告做比對，並且還和許多的專家學者、醫生以及自然醫學醫生討論並交換意見。前述所累積的所有知識，都全部匯聚到低產氣飲食法裡了。

在進一步探討低產氣飲食法的每個單一成分的細節之前，我想要先向您解釋一下，這種飲食法背後所隱含的意義為何？那就是：

- **低（Low）** 在英文裡是「少」的意思。依照米開朗基羅法則，就是我們要盡可能地減少攝取會造成我們脹氣的飲食，以使我們的消化道得以免除不必要的負擔。

- **產氣（Fart）** 在德文裡是「放屁」的意思。

至於組成產氣這個字彙的個別單一字母所代表的意義，分別闡述如下：

F = 導致脹氣的飲食（Flatulent foods）

A = 吞嚥下的空氣（吞氣症）（Aerophagie）

R = 造成您腸道運作產生抗拒的反應（Rebellis intestinalis）

T = 竊賊（Thieves），盜取我們腸道中價值連城的細菌叢

Diet 指的是飲食方式（而非流行通用的減肥之意！）。該法則強調，要持續地減少（low）攝取會造成脹氣的飲食（F 和 R），並且要放棄對腸道菌叢會產生負面影響的物質（T），以及對健康無益的飲食習慣（A）。

為何低產氣飲食法會有效用呢？

「為什麼我應該要實行低產氣飲食法呢？」舒服問道，並且還加了句：「不是還有方法 X 和方法 Y 嗎？怎麼都不用呢？」

本書的目的在於，讓您身體的消化運作功能，能夠長期地維持在一個正常的狀態下。因此希望您，應該要堅決地向腸胃脹氣以及失控的放屁現象告別。基此理由，雖然使用舒適不費力的方法，短期內脹氣狀況有所改善，有其正面意義存在，但長期來看，仍未完全消除該脹氣症狀。也許，您自個已有過此種經驗了：舒適易行的簡便方式，初期對減輕脹氣症狀奏效，通常這只是時間問題，直到您第一時間揀選這種舒適易行的捷徑的原因曝光，並且對抗病症的行動失效，且症狀變得更加嚴重，如同打了您一記響亮的耳光子一般。用速效減肥法來減肥，就是一個很好的例子。用這種減肥法的好消息是：減肥效果顯著；壞消息是：減肥效果只限於短期內有效。然而，最新流行的減肥法已轉變為「吃一半」，這可使您短期內的減肥成效，十分顯著。但這與前述的速效減肥法的概念是一樣的：在一定時間範圍內，盡可能地少吃（有時，少吃到已危及到有損健康的程度了），並且達到了您一直以來夢寐以求的泳裝身材標準。但這些短期見效的減肥法，其未告知參與減肥者的反效果卻是：您的身體一直在抗議這您所欲保持的理想體重，並且極力忍受著這段忍飢挨餓的時期。一但節食或少食的紀律破功，您的身體將會補償自己原本應該屬於它的熱量。這樣一來，速效減肥法或吃一半的減肥法，是注定失敗，體重回升與復胖，是早就預定好了的結果。這種反反覆覆發生的體重減輕與復胖，被稱為溜溜球效應。基本上，這是我們身體求生的本能，為了要為下次的忍飢挨餓期預作準備，身體會在斷食或少食之後，大量地儲存熱量，並以脂肪型式囤積體內，以備不時之需。有數以

百萬計的人，正遭受著經常性的脹氣之苦。這代表著兩種意思：其一，您並不孤單，您並非是唯一一個遭此痛苦折磨之人；其二，這表示消除或減輕脹氣的商品，擁有廣大的潛在市場，有待開發。我並沒說，那些消除或減輕脹氣的藥劑是無效的，有些藥劑仍是非常有效的。然而，我們不能只是被動地依靠經濟市場所供給的商品，來改善我們的生理困擾，我們必須要自己想方設法地獲取解決的主動權——這種態度與行動力不僅適用於消除脹氣困擾，並且適用於所有與我們維持健康狀態有關的事物。

若您想要長期地控制您的脹氣或與其有關的症狀，那麼低產氣飲食法就是您所需要的正確解藥了。為何此飲食法是如此有效，並且每個人都可以做到呢？在此，用以下 5 點，做一簡短說明：

1. 低產氣飲食法可隨時執行

在構思此概念時，我十分重視這種方法必須要立刻而且隨處皆可執行。對我來說，這點非常重要，那就是：真的是要每個閱讀本書的人，都可以很快且很容易地實行低產氣飲食法的生活。實行這種方法的生活，不需要高額花費、也沒有地區性的限制，或者是其他的門檻限制。這也意味著：沒有任何藉口可以讓您不去實行此種飲食法！

2. 此種飲食法易於和您的日常生活融合為一

您可以明天馬上就採行這種飲食法。什麼！還要等到明天？今天就開始吧！低產氣飲食法是專為現代的生活所設計的飲食法。您不需要任何的準備作業，不需要等到周末，或者是下一次的年假期間才實行。我現在就將所有實行低產氣飲食

所必須知道的知識都告訴您：一份您必須放棄攝取的飲食清單，以及一份您應該攝取的飲食清單，一本您的飲食日誌以及呼吸練習等等。每天最多花上半小時的時間，來登載您的飲食日誌——這只要維持一段短暫的期間即可。讓我們誠實以對：有什麼比花上 30 分鐘，就可得到無脹氣的正常生活更重要的事呢？

3. 此種飲食法意味著，幾個步驟就可達到極大的效果

對抗每個病症，都有一個可供運用的方法。然而，我們是否一定需要用到這個方法，那又是另一個議題了。我想要協助您，認識以及對抗脹氣的萬惡根源。避免攝取易導致脹氣的飲食，並且將飲食重心放在對維繫健康是重要的飲食上，就是實行低產氣飲食法最好的開始。

4. 此種飲食法是建基於經驗與理論的融合基礎上

一個，是需要科學的證據，來證明其論述為真。另一個，則是不以科學為基準，只相信其經驗值為真。為何這兩者不能合而為一呢？不同立場者間，往往忽視了其存在有極大的交集處。恰巧就是這個理論與經驗的交集，構成了低產氣飲食法的核心，因此，那些駭人聽聞的個人親身經驗，以及未經證明的空泛理論，將低產氣飲食法中，一律被捨棄。

5. 此種飲食法很快奏效

將操作的部分減低到最根本的幾個步驟，使得低產氣飲食法的實施，能產生立竿見影的成效。只要實施幾天後您就能感覺到，您脹氣的現象明顯地減少了。若症狀未見減輕，那您就需要去看醫生了。

在開始實施之前

❖ 少不是無

　　就算我們現代的世界是奠基在 0 與 1 的二元數位系統上，自然法則對此，一點都不感興趣。所有將我們的世界，區分為好與壞的人為努力，最後都未達預期效果，而宣告失敗。因此，低產氣飲食法的原則，不可視為是放諸四海皆準的準則。每個人都是獨立相異的個體，因此，對於特定物質的反應也會不一樣。所以，在我的飲食概念裡的R字母，意味著：您個人的腸道，對某些物質產生抗拒的反應。

　　每個人對會引起脹氣食物，如：豆子、結球甘藍以及洋蔥等的耐受度不同。若您可以每天吃上 1 公斤的綠花椰菜，並且身體也能承受無礙，那就盡情享受吧！同理亦適用於那些未列在低產氣飲食清單上的食物，並且也適用於那些雖然列在低產氣飲食食物的清單上，但您無論基於何種原因，就是無法吃進肚裡，或是就是不喜歡吃。這份低產氣飲食清單可視為是一個起始點，藉此協助，經過一段時間後，您又可以回到享受您所喜愛的佳餚，並且將這類低產氣食物也融合進去。

　　請您注意低 / 少（Low）這個字的字面意思，意味著：您不需要總是放棄享用球芽甘藍以及煎豬排的樂趣。但若是您想要避免脹氣的話，這類飲食最好不要常吃，並且盡可能地少吃，這樣才是理智的決定。

❖ 捨棄意味替代

　　您所捨棄的飲食，應該要用別飲食來取代。為了要使捨棄特定的食物以及飲食習慣的某段時間好過些，我強烈地建議，這時，應該要攝取那些多樣的低產氣食物，並且建立良好的替代性的飲食習慣。當初那份低產氣飲食清單的構思，是基於這樣的想法，這份清單不僅能讓您享用到美味的食物，而且也能使您的身體得到所有它必須得到的營養成分。若只是要您放棄那些會導致您脹氣的食物，而沒讓您攝取某種同等級替代性的食物，這樣有可能導致營養缺乏的狀況。

減少易脹氣食物的攝取

　　我已經忘了，當時我怎麼會有這樣的想法，去參加聚會前，先喝上一碗捲心蔬菜湯墊墊肚子。但事後證明，這是個愚蠢的想法。聚會的那整晚，我專注地盡可能地憋屁，完全無心於聚會的歡樂氣氛。若我不是一個眾所周知的舞痴的話，那麼，我那一晚一定不是以我的精湛編舞技巧受人推崇。理由很簡單，一旦因熱舞的激情而不小心讓一個屁，悄悄地溜出我的屁眼，當場的眾人，一定會被我的臭屁給嚇得尖叫逃命而去。捲心菜是有益健康的，並且也是好吃的食材。但捲心菜易導致脹氣，而且味道聞起來…唉，您應該已經知道是什麼味道了。

　　某些食物會比其他食物，讓腸道產生更多的氣體。若您正承受比別人多很多的放屁頻率次數，最明智合理的做法就是，盡量避免攝取這類易導致脹氣的食物。有些第一眼覺得無意義

的事，仔細再探究，居然產生了疑問，例如：洋蔥、捲心菜以及豆子會導致脹氣，這是大家都知道的。但是，為什麼要規律地攝取豆類食物，而非完全捨棄不吃，以減少脹氣的生理現象呢？這是有道理可循的嗎？為什麼這種膳食纖維類食物會造成脹氣，而另一種膳食纖維類食物則不會呢？為什麼見鬼的無糖飲食對消化運作，不總是好的？我們將一起來探究這些有趣的問題以及其他問題的答案。

❖ 不是所有豆類都會讓你放屁

每顆豆子都會產生一個屁嗎？這是不一定的喔！事實是，豆類食物以及其他的豆莢科食物內含的碳水化合物，是現代人種體內無法處理的物質。我們稱這種在豆類食物以及其他的豆莢科食物內無法消化的碳水化合物為寡糖。

當我們草食性的動物親戚們，體內擁有被稱為 α-半乳糖苷酶的酵素，其能夠消化碳水化合物的物質，而我們身為萬物之靈的人類，卻在這方面的進化，繳出白卷。

然而，豆莢科食物幾千年以來，一直是人類飲食中的固定食材。在農業發展的過程中，在許多不同的飲食文化裡已經知道了，豆子、小扁豆以及碗豆，是富含植物性蛋白質營養成分的食材。今天，世界衛生組織、德國營養協會以及美國農業部都不約而同地極力鼓吹，豆莢科食物對健康的益處。由此可看出，就算是這類食物有難以消化的小困擾，但其對健康的益處，遠大於這小小的不利。這類食物含有豐富的維他命、礦物質以及微量元素，可提供我們身體豐富的蛋白質以及飽足感。

就算是緊張大師級的人，也不會因為豆莢科食物，會阻礙鋅和其他微量元素的吸收，而放棄攝取這類食物。因為，許多其他的蔬菜，也含有阻礙鋅和其他微量元素吸收的成分。若因此而放棄攝取這類豆莢科食物，那就太不理智了。若您的飲食攝取均衡，而且不僅只攝取豆類食物和綠花椰菜等素食的話，您不需擔心，會因為這類豆莢科食物，讓您攝取不到身體所需的微量元素。

那，這句慣用語——「每顆豆子都會產生一個屁」中，到底藏有多少真實性呢？我要用兩種方式，來回答這個問題。其一、我仔細探究了許多的學術文章；其二、我也對此做了自體實驗。就讓我從後者開始闡述吧～

為了要撰寫本書，我花了 10 周的時間，在我每天的膳食內，加入至少 250 公克的豆子或是小扁豆的食物。基於方便起見，豆子是購自罐頭或玻璃瓶的製成品，而小扁豆是自己煮的。在自體實驗第一周的前置作業期裡，我平均每天產出 18 個屁*。所吃的食物就和平常一樣，計有：新鮮的水果、蔬菜、穀類、堅果以及一或兩樣的製成食品。在自體實驗開始前的那一周，我沒吃豆莢科食物。當時，這項實驗假設的意圖，十分明顯，那就是：為了要檢驗前述慣用語的真實性，我假設我的脹氣現象，會隨著攝取豆莢科食物而增加。

我自體實驗的消化運作，有部分符合實驗假設。而且有兩項有趣的結果：

＊作者註　當然不包括睡眠時間。

1. 實驗的結果，不是每天平均產出 24 個屁，而是每天增加了 6 個屁。

2. 我對豆莢科食物的耐受度，隨著實驗階段的推進，呈現顯著地提升。

我自體實驗 10 周的詳細記錄如下：

第 1 周：增加 12 個屁

第 2 周：增加 12 個屁

第 3 周：增加 9 個屁

第 4 周：增加 5 個屁

第 5 周：增加 6 個屁

第 6 周：增加 3 個屁

第 7 周：增加 4 個屁

第 8 周：增加 2 個屁

第 9 周：增加 2 個屁

第 10 周：增加 2 個屁

我注意到，在實驗的第 1 周裡，平均每天要放 30 個屁，放屁次數有明顯增加的趨勢。然而，隨著實驗進程的推進，我的消化道好像慢慢適應了飲食中，新添加的豆子和扁豆類的食物。因此，實驗接近尾聲的最後 3 周裡，我每天平均只放 20 個屁。

把我的實驗結果記在心上，現在，我們來仔細瞧瞧一項研究，該研究也是調查豆子類食物對每天放屁次數的影響。研究人員要求他們的受試者，每天額外攝取半杯的豆子類食物，期間最短 8 周，最長 12 周的時間。同時，為了不同的研究，使

用了 3 種不同的豆子，計有：斑豆、眉豆以及焗豆。研究結果顯示：低於一半以下的受試者抱怨，吃了斑豆或是焗豆後，在實驗的第 1 周裡，脹氣的情形增加。而每天必須額外吃一份眉豆的受試組成員，脹氣情形有增加者，只占該組人數的 19%。和我的自體實驗結果類似，攝取眉豆的組別，調查研究初期有消化困擾的受試者，隨著研究時間的拉長，其因攝取眉豆而產生脹氣的情況慢慢地減少了。[37] 當我第一次讀到這份研究報告時，我立刻有恍然大悟的感覺。因為，在看到這份研究報告的數周前，我的媽媽在她吃過眉豆後，她放屁次數沒增加後，介紹我也可以吃眉豆。媽媽們就是什麼都知道啊！

說到媽媽們，就不能不提這件事：我的祖母依照巴西傳統的烹調方式，在烹調豆類大鍋菜時，一定會用小茴香。在那些以豆莢科食物為傳統國民美食主角的國家裡（例如：巴西的黑豆燉肉焗、印度的豆泥以及黎巴嫩的法拉費（即油炸鷹嘴豆泥蔬菜球），常常會使用孜然，也被稱作小茴香。顯然地，這些國家的民族依據經驗法則知道，這種香料對要消化豆莢科食物時，會產生正面的功效。我自己本身也偏愛小茴香這種香料。那些聽到我描述小茴香效用者，都興奮地躍躍欲試。甚至有研究證實，小茴香有促進消化的功效。過去也有研究人員發現，小茴香萃取物可以減緩腸躁症——其中也包括脹氣的症狀。[38]自 200 頁開始，您會發現更多關於香料功效的資訊。

為了要讓豆子以及豆莢科食物所引起的脹氣現象降到最低程度，我還有以下一些祕方要給您：

1. 將這類食物，在熱水中浸泡

將豆莢科食物在 80 度的熱水中浸泡 4 小時，其中會導致脹氣的寡糖（棉子糖以及水蘇糖），將減少 80%。[39]

2. 將浸泡水倒掉

在浸泡過程中，那些不能消化的寡糖，有部分進入了浸泡水中。因此，為了確保浸泡過的豆莢科食物盡量不殘存寡糖，您必須在烹煮前更換水。

3. 盡可能地久煮這類食物

烹煮豆莢科食物，您必須盡可能地久煮，這是一定要注意的。煮上 40 分鐘的時間，也同樣可以減少那令人頭疼的碳水化合物所含的成分。

4. 在沸水中加入珍珠粉

若您想要豆莢科食物內含的脹氣成分再減少一點的話，您可以在沸水中加入珍珠粉（也就是氫氧化鉀）。藉此，寡糖的成分就會再減少，並且其內含有的棉子糖以及水蘇糖的成分，將會再減少 20%。

秒懂豆莢科食物與脹氣的關聯性

- 給您的身體一段時間去適應豆莢科食物。
- 也許初期的脹氣現象，會隨著時間慢慢地消失。
- 規律地攝取一小份的豆莢科食物，而不是全然地避開不吃。
- 自己親自烹調豆類食物，不僅經濟實惠，而且也可以牢記前述吃豆子不脹氣的祕訣。
- 善用小茴香當作豆莢科食物的調味料。

❖ 讓人又愛又恨的膳食纖維

　　為了維護我們的健康能夠正常運作，膳食纖維是我們維生的必需品。其可調整血糖值；在預防癌症方面，扮演著重要的腳色；並且讓我們有規律的排便習慣。膳食纖維在過往或在現今的人類生活中，不僅僅只是在協助我們消化方面，具有重要地位。過去，哈佛大學的一個研究團隊發現，人類懂得利用富含纖維的亞麻纖維來製作蔽體衣物、盛物籃子以及繩子等生活物件，已經有超過 3 萬 4 千年之久的時間了。[40] 就像我們已經知道了，攝取膳食纖維，將會導致脹氣的產生。因此，我們現在要好好思量，如何在低產氣飲食法中，與膳食纖維的食物和平共存。本書中，絕對不會使用極端的方法，例如：某些「專家」建議，脹氣時盡可能地攝取少量膳食纖維的食物。我們在前面一個章節裡，已經知道了脹氣和豆類食物的關聯性，並且也學到了，我們的腸胃是可以適應這類食物的。此外，還有一個存在於我們富裕社會的大問題，那就是：我們飲食中，不是膳食纖維過剩，而是膳食纖維缺乏。在德國境內，有 75% 的女性以及 68% 的男性，並未達到每日建議的 30 公克的膳食纖維攝取量。[41] 其實，要達到每日建議的膳食纖維攝取量，真的一點都不難啊！100 公克的朝鮮薊就含有 11 公克的膳食纖維，而同樣 100 公克重量的亞麻子，甚至含有 35 公克的膳食纖維。在非洲坦尚尼亞，發現了一個以狩獵與採集為主的原始民族哈扎，他們今天仍過著如同我們祖先大約一千年前的生活。自此，學術界就出版了許多關於該原始民族的研究報告。其中有一篇

是 2014 年發表的，內容是關於這個非洲原始民族的腸道菌叢研究。研究人員想要知道：這個哈扎原始民族和身處現代化的義大利城市居民，兩者的腸道菌叢有何差異。研究結果是：哈扎原始民族的腸道菌叢，不論是在數量方面，還是在多樣性方面，都較來自富裕社會居民的對照組，來得多。[42] 那他們飲食是吃什麼東西呢？哈扎原始民族主要攝取植物性的食物（大約70%），如：球根以及猴麵包樹，也吃鳥類和其他動物。他們飲食中膳食纖維的部分，據估計，大約是 100 ～ 150 公克左右，也就是一般最低攝取建議量的 3 ～ 5 倍。一定要攝取到 100 公克的膳食纖維，才能保持健康嗎？也許不用。請不用害怕：若您堅持遵行低產氣飲食法中所給建議，那麼，您將不必為您膳食纖維的攝取量憂心。該飲食法中，所提供的食物建議清單以及食譜內的食材，已經含有足夠的不可消化的膳食纖維成分了。

❖ 可溶性與不可溶性膳食纖維

　　膳食纖維有兩種：一種是可溶性膳食纖維，另一種是不可溶性膳食纖維。大部分的食物中，兩種膳食纖維同時存在其中，只不過，常常是其中一種含量較多。水果和蔬菜內，雖然同時含有可溶性與不可溶性膳食纖維，但其含量有時會因為所處不同部位而有所差異：

- 果皮 / 表皮：不可溶性膳食纖維
- 果肉：可溶性膳食纖維
- 果核 / 種子：不可溶性膳食纖維

然而，不僅只是膳食纖維依其種類的不同，而使得其所表現的特質，有所差異——可溶性膳食纖維可溶於水中，不可溶性膳食纖維則否，而且他們對身體健康的維護，亦有不同的功效。

❖ 可溶性膳食纖維

- 可溶性膳食纖維經常隱匿在其他名稱之中，例如：果膠、菊糖、低聚果糖、β-葡聚醣、膠豆、阿拉伯膠、鹿角菜、紅藻、洋菜、藻酸鹽。
- 可溶性膳食纖維主要是促進新陳代謝
- 可溶性膳食纖維會降低血脂數值
- 可溶性膳食纖維可調整血糖數值
- 可溶性膳食纖維可預防心臟血管病變
- 可溶性膳食纖維會被細菌分解，並且因此而造成氣體的產生

❖ 不可溶性膳食纖維

- 不可溶性膳食纖維經常隱匿在其他名稱之中，例如：纖維素、半纖維素、木質素。

富含可溶性膳食纖維的食物

- 蘋果
- 腰果
- 馬鈴薯
- 鷹嘴豆
- 四季豆
- 糙米
- 柳橙

- 不可溶性膳食纖維對於腸道的正常運作，是不可或缺的。
- 不可溶性膳食纖維可提高排便量。
- 不可溶性膳食纖維可用來預防腸道病變（如：大腸癌、痔瘡等）。
- 不可溶性膳食纖維對腸道菌叢的生態毫無影響，也不會造成腸道氣體的增生。

富含可溶性膳食纖維的食物

- 茄子
- 西洋梨
- 落花生
- 茴香
- 大黃瓜
- 小米
- 扁豆
- 玉米
- 黑麥
- 葡萄
- 櫛瓜

❖ 抗性澱粉

抗性澱粉是膳食纖維的一種特殊形式。將米或是馬鈴薯煮熟後，並將其放涼，便會產生抗性澱粉。因為烹煮過程，將這類食物所含澱粉的結構，從易消化的澱粉改變為一種不可消化的形式。對此改變，我們腸道的居民們感到歡欣雀躍，因為它們可以將其發酵來進行分解，就如同處理可溶性膳食纖維一樣。

❖ 被分離出來的膳食纖維

由於膳食纖維的特性以及其對健康的益處，使其成為食品工業裡，最喜愛額外添加的物質。您一定在您喜愛的食品包裝

上，看過下列的成分，或者是有 E 代號的標示*：

海藻酸暨其鹽分含量	E 400－405
洋菜	E 406
鹿角菜	E 407
紅藻	E 408
角豆核仁	E 410
瓜爾膠	E 412
黃蓍樹膠	E 413
阿拉伯膠	E 414
三仙膠	E 415
刺梧桐膠	E 415
塔拉膠	E417
結蘭膠	E418
果膠	E440
纖維素暨其衍生物	E 400–466

　　別恐慌！有 E 代號的食品並不表示就是不好的。只不過這類食品，應該要標示清楚，這些膳食纖維，是從食物本身先行分離出來的形式。若您已經攝取了豐富的膳食纖維的食物了，又再攝取這些額外被分離出來的膳食纖維食品的話，有可能會產生不受人喜愛的負面效果。脹氣僅算是最輕微的副作用。

＊ **譯註** EXXX 是歐盟的編碼系統編制的編號，每個編號代表一種或一類物質。

❖ 麩質的陰謀

在這個流行無麩質食品的時代裡，有傳統自覺的巴伐利亞人哽咽地喊道：「拜拜了，麵包時代」。我個人則是在 2014 年於巴西，經歷到了無麩質食品的盛世。我當時在當地一家超市裡，看到一個礦泉水瓶上，用葡萄牙文寫著「不含麩質」時，我就意識到了：麩質已經變為全民公敵的代名詞了。

反對麩質的風潮，使出了洪荒之力，衝破了古老傳統的城牆——每週四的沙威瑪日、每周日的新鮮小麵包以及披薩晚餐等都已成為過去式了。人類在大約 1 萬年前的農業革命中，發現了穀類作物，並且不斷地加以改良與繁植栽種。對於今天那些瘋迷原始人飲食法的人來說，人類的農業改良與精進，不就

秒懂膳食纖維

- 膳食纖維是食物不可消化的部分。
- 水溶性膳食纖維可被腸道的細菌分解，因此而造成腸道氣體的產生。
- 不溶於水的膳食纖維就像人造的填充材料般，幾乎無法被腸道細菌分解。
- 人類的文明病，如：消化器官的癌症、糖尿病、膽暨腎結石、心血管病變以及憩室病等，有部分可歸因於缺乏膳食纖維的飲食。
- 攝取過多膳食纖維食物的後果，計有：造成藥物暨營養吸收困難、降低礦物質的生體可用率（指飲食中可供吸收利用的比例，特別是鈣、鐵、鋅以及銅等礦物質）以及產生脹氣現象。
- 以健康的觀點來看，在飲食中，以適當的比例，混合著攝取水溶性與不可溶性膳食纖維的食物，是最為理想的。

像是瘋人作瘋事！時代在改變啊！

　　麩質是一種混合蛋白質，可在某些穀類的種子裡找到，並且因為它具有黏性的特質，所以在許多食品中，被當成添加物使用。在烘焙時，加入麩質成分，可使麵團更具彈性、黏稠性以及延展性。若不加入這種黏稠的蛋白，烘焙出的無麩質糕點，就會易碎的原因。然而，為什麼人們會想要一種無麩質的飲食？也就是飲食中少了麵條、麵包以及披薩呢？

❖ 乳糜瀉

　　乳糜瀉指的是一種小腸慢性發炎的病症，罹患此種病症的患者，在吃下了含有麩質的食物後，特別會有腹痛、腹瀉以及脹氣等生理現象。阿萊西奧‧法薩諾（Alessio Fasano）在 2014 年發表的一篇研究中發現，在美國境內，被診斷罹患乳糜瀉的病患人數，在 25 年內增加了 5 倍之多（從 1975 年的 0.2% 的罹病人數，到 2000 年的 1%）。[43] 在全世界來看，罹患乳糜瀉病症的盛行率大約在 1% 左右。對於罹患這種乳糜瀉自體免疫疾病的患者而言，就是要嚴格遵守，不吃一切含有麩質的食物，並且也要仔細研讀食品包裝上的成分標示，避免誤食含有麩質成分的食品。

❖ 麩質不耐症

　　有很大部分的人，不是因為罹患這種乳糜瀉自體免疫疾病而放棄含有麩質的食物，而是因為他們身體無法耐受含有麩質的食物。這類罹患麩質不耐症的患者，常常在吃完小麥製成的

麵條、麵包或是素肉 (Seitan) 後，會感到特別疲倦，並且有脹氣和其他消化方面的毛病產生。

不僅是每個人對這種具黏性蛋白質的耐受力，因人而異，而且在食品中，每種穀類所含有的麩質多寡，也不相同。

是否應該要完全捨棄麩質食物的議題，仍有許多爭議。但不容忽視的事實是，許多含麩質的食物都已經經過了加工處理，並且一般人都大量在食用（每天早餐的麵包、每天中午的麵條，以及每天晚上的披薩），就讓這類食物，在低產氣飲食法中，成為偶一食之的例外吧！別緊張，不吃或少吃含麩質食物，我們還有許多食物的選擇，例如：白米、小米、藜麥、蕎麥以及莧菜。若藉由您的飲食日誌的協助發現到，您可以毫無問題地攝取含有麩質的食物，您就不需要完全地捨棄這類食物。

含有麩質的食物概覽

- **高含量的麩質食物**
  斯卑爾特小麥
  小麥
  青麥
- **中含量的麩質食物**
  大麥
  燕麥
  麩皮
- **低含量的麩質食物**
  黑麥

❖ 牛奶是給牛還是給人喝的？

　　乳糖物質，也像麩質一樣的備受爭議。20 年前，乳製品乃是每天飲食清單上的最重要、且最基本的餐點；但今天，有許多人卻不再食用這項小牛的主食了，他們甚至是自願放棄食用的。究其原因，乃是大量的乳糖將導致消化道的過重負擔，使得乳糖酶無法在乳糖產生時一併出現，這就造成乳糖無法完全被分解。結果就是：脹氣與腹瀉。因此，乳糖也被當成是一種通便劑使用。

　　乳糖不耐症是碳水化合物不耐症中最常出現的表現形式。據估計，全球人口中，有10% ～ 20% 的成年人患有乳糖不耐症，他們必須要和脹氣、上腹部不適以及腹瀉等症狀奮戰。乳糖不耐症產生的原因，乃是因為是小腸粘膜無法製造足夠的乳糖酶，其為我們小腸內負責分解乳糖的消化酶。這些大量未經小腸內分解的乳糖進入大腸，使得我們產生大腹便便的脹氣現象。

　　今天，由於乳糖常造成消化方面的問題，所以在低產氣飲食法裡，我們有時可以放棄這類飲品，而改攝取其他美味的替代飲品，例如：杏仁類、米漿類、小米類及椰漿類的飲品。*只要您的飲食，儘量依照低產氣飲食法所列的食品清單的話，那麼，您就不需擔憂會有營養缺乏的情況出現，不過，您將有1 個月的時間，必須要放棄咖啡奶精以及乳酪麵包之類的飲食。

---

* 作者註 您可在本書 170 頁的食品清單中，找到那些例外的替代食品。

❖ 吃水果很健康，但……

　　當我看到某人正在吃一根未熟的香蕉時，光是看，我就會有腹痛的感覺。此外，會記起，在咀嚼一根未熟香蕉的那種沒有味道的感覺。這是因為，未熟的綠色香蕉內，有高含量的澱粉質使然。當香蕉這種熱帶水果成熟時，果皮會慢慢變黃，其內的澱粉質會轉變為單醣。香蕉在完全成熟的狀態下，整根都是黃色的，果皮上有一些褐色斑點，並且吃起來是有甜味的。

　　果實是希望被食用的。植物都希望藉由美味的果實，可以引誘我們食用，來達到其繁衍後代的目的。因此之故，成熟的水果都很美味——某種程度上，這也是一種精緻的演化策略。例如：蘋果並不會落在離蘋果樹很遠的地方，但蘋果子就不一樣了。當包裹著蘋果子的那美味的蘋果果肉被吃掉時，蘋果子就有可能會被丟棄得離蘋果樹很遠的地方了，以實行它傳宗接代繁衍後代子孫的任務。當我們享用植物的果實時，不是只有植物受惠而已。植物的果實——水果，含有膳食纖維、維他命、水分以及糖分，這些也都是我們所喜愛與需要的。所以吃水果時，我們也吸收了其所含有的營養物質，並且與其同受其惠。這種兩種生物體之間，自然的合作並且同蒙利益的情況，被稱為共生關係。今天，這種共生關係幾乎已不復在了。因為，以現在的農業技術，我們可以用人工方式，培育出少子又甜美的水果。而享用完的水果種子，也不再落入富饒的土壤中，而是被丟棄在我們的馬桶中。

　　水果中，除了含有前述那些有益健康的物質外，我們也在

其中找到一些可能會引起脹氣的物質，計有：果糖、山梨糖醇以及水溶性的膳食纖維。這絕對不是說，從現在開始，我們都不准吃水果沙拉，而且也不准用香蕉當午餐的飯後甜點。因為，並不是所有的水果，都會產生同樣多的脹氣量。

- **可少量食用的水果，計有**：蘋果、香蕉、西洋梨、櫻桃、芒果以及李子。
- **少脹氣的水果，計有**：鳳梨、酪梨、莓果類水果、哈密瓜、橄欖、葡萄以及木瓜。

　　似乎這是真的：香蕉會導致便祕。至少有一些研究證實，食用未熟的綠色香蕉，可以抑制腹瀉。[44][45] 反過來看，這意味著，香蕉這種大家喜愛的熱帶水果，真的會引起便祕——前提是，在香蕉未成熟時就食用。前以述及，香蕉的成熟度，可以從它果皮顏色裡，輕易辨識。但這種辨識水果成熟度的方式，並非放諸四海皆準。辨識水果的熟度，最常從其散發出來的味道（例如：哈密瓜）、能否按壓的柔軟感（成熟的酪梨，按壓後會塌陷）、或者是從其顏色（例如：成熟可食用的香蕉是黃色的）辨識。水果若成熟可食用時，常常（也不總是）會同時出現這三種辨識其熟度的指標現象。因此，判斷一根香蕉是否成熟，不僅看其是否有褐色斑點，也會聞聞其味道是否有甜味，以及按壓測試一下，看它是否會塌陷。然而成熟的酪梨，雖然按壓後會塌陷，但它的氣味與顏色不會因為成熟度不同而有所改變。原則上，您應該要注意的是，水果要在其成熟的狀態下，才可食用，就像自然法則原本就是這樣運作的一樣。成熟水果所散發出的誘人香味，以及甜美的口感，就是要讓我們成為植

物繁衍後代的同夥。生物的演化，並非毫無緣由地讓我們只選成熟的水果食用，並且我們也應該為了我們消化運作著想，而只吃成熟的水果。

那麼果乾呢？果乾是正餐間，最棒的小點心了！然而，經由乾燥的過程，果乾含有高濃度的膳食纖維以及糖分，而且上面還常常帶有硫化物。所以，不僅新鮮水果內的膳食纖維和糖分會導致脹氣，硫化物也會產生同樣的效果。讓我們很快地回想一下，那種讓屁聞起來很噁心的物質：就是硫化物混雜其內的緣故。雖然，果乾可以提供能量，也很可口，並且與巧克力和小熊軟糖相較，是種較好的零食，但是卻會促進腸道氣體的增生以及產生令人生厭的氣味，這種組合所產生的效果，應該是可以理解的。

想要健康吃果乾，又不想要產生臭屁的副作用，我有以下的建議，供您參考：

1. 在購買果乾時，注意要購買未經硫化物處理過的果乾。
2. 不要購買額外加糖處理的果乾
3. 食用果乾時，要配水一起食用。或者是，把果乾放到冷開水中泡軟後食用，這樣一來，果乾體積就會脹大，口感也會變得多汁好咀嚼些。

❖ 糖分帶來大肚腩

甜味劑

食用糖已被世人判了死刑，在日常生活的飲食中，棄之不用了。取而代之的是，食用糖的替代品，卻活躍於世人的日常

生活飲食之中。感謝甜味劑的研發，今天，我們可以肆無忌憚地大啖甜的飲料、蛋糕以及冰淇淋，所有這些甜點，都是被理解為低熱量的食品。乍看之下，好像是那個時代，那個苛責一公升可樂竟含有 35 塊方糖的熱量以及果汁中居然含有果糖的時代，已然成為過去式了。我們已經適應了這個甜味劑取代天然糖的時代了。人工代糖發明後，我們好像可以安心的暢飲可樂了。食品工業樂見此種情形。作為消費者的我們，也樂於享用低卡低熱量的飲品。食用這種比食用糖的甜度最高甜上 1 萬 3 千倍的甜味劑，其成分真的健康安全嗎？您可以試著享受看看這個甜味劑：將紐甜這種甜味劑換算成方糖的形式，其甜度相等於 1 萬 3 千塊方糖！我的媽啊！

歐盟境內，現有 19 種甜味劑被允許使用——11 種糖精以及 8 種人工代糖。歐盟所允許的甜味劑中，也有一些甜味劑是在其他地區禁用的，賽克拉美鈉就是其中一例。雖然該甜味劑具有和食用糖類似的特性，因此為業界所愛用。但是，在動物

具相當甜度的甜味劑

- 食用糖的甜度：1 度
- 賽克拉美鈉的甜度：30 ～ 35 度
- 乙醯磺胺酸鉀：150 度
- 甜菊醇糖苷：150 ～ 200 度
- 阿斯巴甜：200 ～ 300 度
- 蔗糖素：600 度
- 紐甜：7000 ～ 13,000 度

實驗中卻暴露了它的陰暗面。食用這種甜味劑後，我們腸道菌叢會將賽克拉美鈉轉變為環己胺，這種物質在老鼠實驗中，會導致老鼠的睪丸腫大。結果就是：山姆大叔不喜歡賽克拉美鈉──這種甜味劑在美國是禁用的。

歐洲食品安全管理局雖然未將賽克拉美鈉列入禁用名單並辯解道，這 19 種被允許使用的甜味劑，若在使用上，是合於貿易法規所允許使用的量，甜味劑應該是可以放心使用的。然而，消費者對這種說法，保持懷疑的態度。既然，官方說法和民間認知之間有所落差，那麼，甜味劑的神祕代號和學術研究之間，存在著不一致的看法，這也就不足為奇了。

究竟「合於貿易法規」以及「可以放心使用」是什麼意思？原來甜味劑有每日允許食用的劑量限制。多棒啊！在動物實驗中證實，在安全劑量範圍內食用，是無損於健康的，此種安全劑量的概念亦可適用於人類。此種安全劑量，可再加入其他因素，而加以調整，以適用於個別的差異，儘量使得大部分的人都可適用。詮釋一種物質的安全劑量，可以是十分簡單的：長遠來看，一旦甜味劑的使用超過安全劑量允許的範圍，那就必須自負可能的後果了。以下列出一些甜味劑適用的安全劑量：

霍恩海姆大學（Universität Hohenheim）的研究報告，針對甜菊的議題寫道，這是非常有可能，攝取甜味劑超過每日建議的最高安全劑量。[46] 特別是十分依賴低卡食品的糖尿病患者，以及注重身材曲線的女性而言，這兩類人是最容易攝取甜味劑超過容許安全劑量的高危險族群。

甜味劑是個極具爭議性的議題。常被提出討論，但少有客

甜味劑適用的安全劑量

- 紐甜：2 毫克 / 公斤體重
- 甜菊醇糖苷：4 毫克 / 公斤體重
- 賽克拉美鈉：7 毫克 / 公斤體重
- 乙酰磺胺酸鉀：9 毫克 / 公斤體重
- 蔗糖素：15 毫克 / 公斤體重
- 阿斯巴甜：40 毫克 / 公斤體重

觀的論證，並且很快會演變為極端論點的局面。大部分的人對於甜味劑的態度，是依據古老羅馬法典的「有疑，利益歸於被告」的無罪推論原則。就因為被罷黜的（食用糖）國王極不受人民的愛戴，似乎新選出的國會（甜味劑）就顯得具有合法性。但這種情勢，很快就遭到第一次的挑戰。

2014 年那本極具盛名的科學雜誌自然（Nature），發表了一篇研究報告指出，人造的甜味劑，對於腸道菌叢具有負面的影響。[47] 其結果就是：葡萄糖不耐症。因為不具熱量的甜味劑經過我們小腸，是不會被吸收的，它們就以處女之姿，進入我們大腸細菌的國度了。研究人員在做過甜味劑的動物實驗後，有了相關經驗後，認為應該是時候到了，可以將動物的研究結果，轉移到做人體實驗上了。7 名平常不攝取甜味劑的健康受試者，應該要服用每日容許最高劑量的糖精。服用一周前述的甜味劑後，7 名受試者中的 4 名——就像動物實驗時一樣，出現嚴重的葡萄糖不耐症現象。其他 3 名受試者則是：無異狀。用糞便檢測來調查腸道菌叢的情形，證實了這項假設：這 4 名

出現葡萄糖不耐症現象的不幸受試者，其腸道菌叢發生了變異。

然而，這項實驗告訴了我們什麼新發現呢？第一點，7名受試者的取樣太少了，其研究結果無法具有代表性。第二點，對於某種特定物質，每個人的反應會有所不同。對前述研究結果，甜味劑協會聯盟馬上挑出來反擊並且聲稱，該項研究設計有所缺失。因為，在該項研究結果發表前一星期，醫生通訊雜誌還根據前述研究表示，可能要對甜味劑的負面評價做一番反思。一項同樣的研究調查，居然可以有這麼不同的詮釋。僅有動物實驗與只有7名受試者的調查，就得出甜味劑會導致葡萄糖不耐症的研究結果，這確實是可受到質疑的。然而，有關甜味劑的研究，又少得可憐，亦無法證明甜味劑是無害健康的，並為其脫罪。

一罐可樂是不會讓您致命，也不會摧毀您的腸道菌叢。但您也不可因此而狂飲可樂，因為現今的研究，尚未對甜味劑的利弊，做出一致性的結論。因此，您要根據低產氣飲食法進食並提高警覺，盡量少攝取含有甜味劑的食品。

代糖

與甜味劑相較，攝取過多的代糖，對我們消化道將產生什麼樣的影響，仍處於爭論不休、莫衷一是的局面。各位都看過印在口香糖與其他產品包裝上的警語：「過量食用，將會導致腹瀉結果」。依據食品資訊法的規定，必須在所有的食品，那些代糖成分超過10%的食品上，標示此項警語。此處還要順帶一提的是，食用此種甜味劑不僅只是會導致腹瀉，而且也常常

會出現脹氣的現象。

不知何時起，有人想到可以從藻類、蕈類、植物類、酵母、青苔以及動物的組織中，萃取出代糖，並且標示 E 起首的編碼。所以，現在大部分的代糖，都是來自天然物質的糖醇。在今日，使用這種代糖的口香糖，被認為對牙齒無礙，這種代糖也被使用在糖尿病患者的食品裡。與食用糖相較，糖醇能讓血糖更緩慢的上升，因此，更適合糖尿病患者食用。與甜味劑不同的是，代糖是含有身體可茲利用的熱量。每公斤代糖含有 2.4 大卡的熱量，熱量大約只占食用糖的一半。

不同於甜味劑，代糖可以和食用糖以 1:1 的比例來使用*。那麼，為什麼代糖會引起爭議呢？對於這個疑問，以下，我將以親身的經歷來告知您。

那個周日發生在我身上的事，鮮活地如同歷歷在目。那天，我有個美好的開始，但最後卻以久蹲廁所終結。事情是這樣發生的：那一天，我的女友──非常會烤蛋糕，居然烤了一個蛋糕。她當天想要去拜訪她的一位朋友，因此烤了一個蛋糕。她認為我是個懂得蛋糕的蛋糕迷，所以要我先品嘗一點，給她點建議，好加強她的烘焙信心。我當然樂於接受囉！並且在網飛影視平台（Netflix）選了部緊張懸疑的電影…喔！對了，是要談蛋糕的主題。在我欣賞布萊德利·庫柏（Bradley Cooper）的《藥命效應》（*Ohne Limit*）電影時，很快地就解決了兩塊巧克力蛋糕。

＊作者註 依不同的代糖，使用的比例上，也會有所不同。

兩小時後，我胃部周圍開始響起了奇怪的咕嚕聲。我當時想：好吧！也許你又餓了。因此，我走回廚房，看到盤子裡的第三塊蛋糕，令我垂涎地誘惑著我。那我就吃下這塊蛋糕吧！

代糖概覽

- **天然的代糖：**

赤藻糖醇

可從草類、藻類、蕈類、細菌以及發酵過的糖漿中取得。

作用：擴大血管。

木糖醇

可從微生物、植物以及動物的組織中取得。

作用：促進緩慢再吸收；碳水化合物被儲存的初步型式；因其在大腸內的緩慢分解，而適用於糖尿病患，並且未發現有任何會影響血糖值的案例；也適用於預防蛀牙。

山梨糖醇

可從藻類、蕈類、植物類以及動物的組織中取得。

作用：促進緩慢再吸收；適用於糖尿病患；會引起蛀牙。

d 甘露糖醇

可從細菌、藻類、草類以及較高等的植物中取得。

作用：被吸收的速度，比木糖醇與山梨糖醇還慢；會導致嚴重的腹瀉；和山梨糖醇一樣，會引起蛀牙。

- **化學合成的代糖：**

乳糖醇

麥芽糖醇

異麥芽酮糖

帕拉金糖醇

並且希望，可以藉此讓肚子裡的聲響，慢慢消失。突然靈光閃現，我記起我女友說的話了，蛋糕裡有些什麼…在她出門前，她說，我不要吃太多蛋糕喔！我還以為這句警語是句玩笑話。因為，我那年夏天本想要減肥，以維持姣好的體態，真是不智之舉。我馬上了電話給她，並問道：「蛋糕裡是不是有木糖醇？」賓果！

我胃部所發出的咕嚕聲，不是「我餓了！」而是「你究竟給我吃了什麼鬼東西啊？！」結果，那個周日剩下的時間裡，我躺在沙發上，抱著我抽筋且脹氣的肚子，直到晚上幸好拉了肚子危機才解除。

為了讓您不要也遇到和我一樣的情況，我想要給您 3 點誠摯的建議：

1. 要仔細聽，聽那個烤蛋糕的人說了些什麼。在食品科技發達的今日，這是很常發生的，無法憑外觀去判斷，一個蛋糕是否是使用代糖的低熱量蛋糕。

2. 若您使用糖醇烘焙，您要親自誠實地告知食用這蛋糕的客人們。我就是最好的例子，輕忽我女友對我的警告。不建議您和我一樣疏忽警語喔！

3. 您要給自己時間，慢慢地去適應木糖醇這類的代糖。不要馬上 100% 地用代糖來取代食用糖。剛開始時，可先用 25% 的代糖，依照您自己的適應速度，慢慢地遞增。若以蛋糕為例：若蛋糕內有代糖成分的話，您吃的量要做適當的減量。您最好先試吃一塊蛋糕，等上幾個鐘頭，靜待您身體告訴您，是否這種蛋糕可以多吃。這原

則也同樣適用於使用大量的代糖產品（以我來說，我身體可接受的代糖臨界值大約是 50 公克），將不可避免地會導致腹瀉以及其他消化道的病症。

❖ 蛋白屁

熱中體能訓練者，最愛的補充飲品是蛋白粉，因其可提供肌肉額外的營養物質，方便攜帶與食用。若您從事重量訓練的話，所有的體能訓練大師們都一致推崇蛋白粉，並認為這項營養品是必備的。我認為，攝取額外的粉狀蛋白質並非是必要的，所以在此不再深究。此處，我們的主題是這種粉末所產生的濃郁味道的副作用：蛋白屁。

當我瀏覽 Instagram 照片中，熱愛運動的女性照片時，她們不僅用身體擺出誘人姿態，而且還用蛋白質飲品擺出入鏡姿勢，我就不得不極力地忍住大笑。因為，一想到這種營養補充品的副作用時，我沒法不大笑啊！此類蛋白質飲品內，所含有的 3 種成分，是導致難聞屁味，以及 / 或者脹氣的主因，茲說明如下：

1. 許多蛋白粉內，含有乳糖。
2. 蛋白粉內，含有會引起脹氣的那種代糖。
3. 蛋白粉內，含有的胺基酸成分，有部分是由硫化物（半胱胺酸與甲硫胺酸）所組成的。

若您想要避免脹氣，請於購買蛋白粉時注意，盡可能購買植物性的蛋白粉，並且不含有會導致脹氣的代糖成分。除非完全不食用蛋白粉，否則是無法避免含有硫化物胺基酸的蛋白

粉，所導致的惡臭屁彈。

❖ 惱人的臭屁味

響屁是一種屁。帶有惡臭的悶屁，又是另一種屁。還有一種屁，是最讓人吃不消的，就是：帶有臭味的響屁。前面我們已經探討過了，腸道中只有 1% 的氣體，會導致臭屁，例如：含硫化物成分的胺基酸。這類的臭味，會讓我們聯想到腐壞的臭蛋味。我們已經探討過如何降低消化道裡的氣體生成之後，現在，輪到要針對屁味，做一深究了。

壞消息先講在前面，那就是：屁味是不會完全消失的。但是，若正確地選擇所吃的食物，還是會發揮點功效，讓屁味聞起來不那麼讓人作嘔。因此，我們要來仔細地檢視一下，那些食物要為導致臭屁負責？這類食物計有：

- 肉類
- 蛋類
- 乳製品
- 蔬菜（特別是白花椰菜、綠花椰菜、羽衣甘藍、球芽甘藍洋白菜、皺葉捲心菜
- 魚類
- 酒精類（此處只指啤酒屁）

低產氣飲食法的目標，不僅只是降低放屁的次數到可以忍受的程度，而且也能讓惱人的臭屁味，減到最少。要達到這個目標非常簡單，只要您減少食用前述的食物，或者是，依照低產氣飲食法，一段時間不食用此類食物，即可達到。因為，每放一個

屁——有時在公眾場所會不小心漏出，就要開始擔心，即使這個屁是不是臭的，但這種擔憂是超級讓人感到不舒服的。

吞氣症

　　當閑逸地餕飲著「沙灘上的性愛」的調酒，變成「沙灘上的排氣」時，我們就必須要談談關於喝飲料的議題了。因為，不僅是誤吞空氣會導致脹氣，喝錯飲料，也會引起脹氣。一杯典型的雞尾酒，內含糖、酒精以及碳酸——這些全都是會引起脹氣的物質。還有，雞尾酒上面必備的那根吸管，只要用吸管喝飲料，也會導致喝下過多的空氣到肚子裡。是否要飲用一杯插著吸管，並且含有糖與碳酸的雞尾酒飲料，將取決於您的選擇。假設，我們每喝下 1 公升的液體，就有 1.7 公升的空氣偷偷溜到我們的消化道裡去，那麼，使用吸管喝飲料所產生誤吞空氣的量，絕對不會比這個少。[48] 就更不用說，碳酸會在消化道內製造多少的氣體了。

❖ 氣泡飲品

　　「和水一起生活」，這家擁有善心的瓶裝水企業，不僅帶給人們美好的願景。這家社會企業的廠商，用這個口號「水為眾人，眾人為水」，成功地打響了該公司的名號。在其瓶裝水上標示了「大聲」和「小聲」的標籤，用來表示該瓶水中是否含有碳酸成份。沒有一位腸胃專科專家，會做得比這家瓶裝水公司更好了。

　　您真的可以依據飲品所含有碳酸成分的多寡，來控制您脹

氣的程度。因為，源於可樂和蘋果氣泡水的二氧化碳，只有一部分會藉由打嗝而消失，剩下的氣體都跑到肚子裡去了。因此，我強烈建議各位，要以不含碳酸的飲品，如：無氣泡的礦泉水以及低產氣飲食法中所建議的茶，為生活中的主要飲品。

我知道，只喝無氣泡的水，有時會覺得很無聊。若您是喜愛喝有味道的飲料者，我建議您，在您喝的水中，擠上幾滴檸檬汁或是萊姆汁。若您想嘗試一下極端嚴格素食的飲食的話，您可以丟幾片大黃瓜到一個玻璃水瓶的冷開水中，再加上幾片薄荷葉。若您喜愛特別清涼的口感，您可以把這瓶大黃瓜水放到冰箱靜置一小時，或者，丟一下冰塊到這個裝有大黃瓜水的玻璃水瓶裡。這樣就完成了一瓶清涼、不脹氣並且又解渴的好喝飲料了。

若我偶爾興致來了，想要來一小杯的碳酸飲品時，我會自製「氣泡白開水」來喝。這種飲品沒啥祕方，只不過就是一些無氣泡礦泉水，加上一些中等氣泡礦泉水，混合而成的飲品。

❖ 嚼口香糖

每個德國人每年消費掉 100 條口香糖*。我有個時期也十分愛嚼口香糖，那時，我每天會吃 3 次口香糖。雖然在我壓力大時，咀嚼口香糖應該有助於我保持頭腦清楚，但這對避免脹氣的產生，卻不是最佳的選擇。

若您經常嚼食口香糖，並且感到您不舒服的脹氣現象，那

---

* **作者註** 與其他國家相較：每個美國人每年平均消費掉 150 條口香糖，每個中國人每年平均只消費掉 30 條口香糖。

麼，減少嚼食口香糖可以有助於降低您脹氣的現象。因為，嚼食口香糖會導致脹氣的原因有二：其一、口香糖含有木糖醇、山梨糖醇以及其他甜味劑等成分，這些是會導致脹氣的物質。其二、嚼食口香糖會增加誤吞空氣的次數。因為嚼食口香糖會產生大量的唾液，這些唾液內也含有空氣，會一併被嚥下肚子，同時，嚼食口香糖的動作，也會嚥下許多的空氣。

當口中有鬆脫的假牙時，嚼食口香糖的動作，更會嚥下許多的空氣。因為在假牙與牙肉間，因咀嚼時，唾液與空氣作用易產生氣泡，其會藉由吞嚥唾液的動作，進入消化道。也許，口內有鬆脫的假牙，並同時嚼食口香糖的情形，發生的機率很小，但就算這兩個條件個別地出現，也同樣會造常脹氣的現象。

❖ 吸菸

吸菸是不健康的，這您是早就知道的，就不用我再向您解釋了。為什麼依照低產氣飲食法最好戒菸呢？因為，吸菸會讓我們吞下大量的空氣，這些空氣會進入消化道，最後不知何時會想再排出體外，不是經由打嗝的方式，就是放屁的方式排出。要順帶一提的是：若香菸對於促進消化不是好東西，那麼水煙才是吞氣症真正的殘害者。若您想一下，您多久吸食一次水煙，那麼您就會明白，您吸入多餘的空氣到肚子的機率，多久會增加一次。

然而，為何剛剛才戒菸的人，會抱怨有脹氣現象呢？眾所周知，吸菸會促進消化，因為香菸裡含有和咖啡因類似的成分，其具有加速腸胃道蠕動的功能。若一旦戒菸，整個身體包括消

化道的運作，都要重新適應。這也就是，許多吸菸者在壓力大時，會想吸菸以減壓，而戒菸者卻老想吃東西的原因。我自己在戒菸的第一周裡，很明顯地食量較大，並且也胖了幾公斤。這是戒菸的補償作用，也對消化道有所影響。好消息是，戒菸者初期嘴饞的毛病，幾周之後就消失了，而且，不僅是抽菸這個習慣，就是脹氣的隱疾，也成為過去的歷史了。

揪出腸道造反的元凶

造反者有許多面貌。白天，他們扮演著社會好公民的腳色；晚上，他們便群起暴動。他們是多變的，也許換個角度看他們，他們甚至可以隱形不見。若問，造反者究竟是好人還是壞人，答案取決於觀察者的角度。對某人來說，造反者好像是正當的，但對另一個人來說，其又變成麻煩製造者。此處，我所討論的造反者，並非是具有政治動機的制度批評者，而是我們消化道的造反者。這是指拉丁文的 Rebellis intestinalis *——那些讓您消化出問題的物質。

造反運動通常是指，反對一種制度，以腸道造反為例，是指反對消化系統。如同政治上的造反運動一樣，並非總是同一個團體，發起對不同制度的抗爭運動。造反運動因其抗爭對象的不同而相異。反對共產主義的造反者，是不同於反對資本主義的造反者。18 世紀末的法國貴族，是被不同於威瑪共和國的意識形態浪潮所推翻的。

＊**譯註** 作者自己從拉丁文創造的新詞。intestinalis 是屬於腸道的意思；而 rebellis 則是造反的意思。

人類的消化運作，亦如前述例子一樣的在運作著。就算每個人身體的基本結構（消化系統的構造）是一樣的，但在細微之處，每個人還是有所不同（例如：每個人腸道菌叢的組成、基因、所處環境等等）。因此，雖然我們具有的基本結構是一樣，但卻有不同的發展。若您能好好地控制您可以掌握的那個部分，那麼低產氣飲食法就會發揮其最大功效的原因之所在了。最後，就看您的抉擇了，畢竟，事關您個人的消化運作功能。

❖ 飲食紀錄簿有助揪出導致腸道問題的元凶

就算我的目的是，盡量減少您在優化您消化運作所需費的功夫，但是您不可以不作飲食紀錄簿登錄的工作。這個工作也是在對抗脹氣困擾時，應該承擔對抗責任的重要支柱之一。以下列舉登錄飲食紀錄簿的 3 項重要益處，計有：

1. 您可藉此認出，誰是造成您消化運作失常的元凶。
2. 在治療您消化病症時，飲食紀錄簿可以派上用場，輔助您的醫生或者是您的營養諮商師，如何避免食用到地雷食物。
3. 藉由飲食紀錄簿的協助，對於之後要再攝取之前不能碰的食物時，較能有系統性以及前後一致性的了解。

到目前為止，我們已經認識了許多可疑的食物，這對治療脹氣來說，已經是奠定了一個很好的基礎了。然而在普遍化的過程中，雖然，造成脹氣的食物名單裡的食物是固定不變的，還是有一些例外的例子或是個人的變數問題。換句話說，這些名單裡的食物一定會產生脹氣的現象，然而，每個人對脹氣的

耐受程度卻是不一樣的。

若認為，低產氣飲食法的食物清單裡的食物，從不會導致消化問題，這就錯了。以我自身為例，在我因為嚴重脹氣之故而無法出門時，我也無法食用那些食物，那些一般認為是很好消化的食物，計有：米、優格以及藜麥——這些對當時的我來說，是禁忌食物。

此處，就得用上飲食紀錄簿的協助。藉此，您將更了解您的身體，並確認知道，您的身體可以耐受什麼食物，以及那些食物，您最好應該要避免不吃。飲食紀錄簿將提供您，對於您的飲食習慣，一個十分客觀的紀錄。同時，您也可藉此得知，您真正吃了些什麼東西到肚子裡去了。最好是在您採取低產氣飲食法的前兩周，或者也可以在力行低產氣飲食法的當下，開始作飲食紀錄簿的登錄。低產氣飲食法食物清單裡的食物，應被視為是對消化運作友善的基本食物，該項清單，可藉由您從您自己的飲食紀錄簿所獲得的資訊，隨意增加食物品項。

您自己的 14 天飲食紀錄簿，內容應該是這樣的：

您先畫出 4 個欄位。在最左邊的欄位，您要寫上日期，在第 2 個欄位是您進食的時間，在第 3 個欄位裡，您要盡可能地詳細記載，您吃了什麼以及喝了什麼（除了水以外）。在最右邊的欄位裡，您要記下您在吃過這餐後，以及在下一餐之前，您身體有什麼感覺。要提醒的是，您不要在用餐後，立刻填寫這個欄位，而是至少要等上一個鐘頭才寫。從食物進入體內，直到真正被消化，有它需要的時間，這個我們在本書的第 3 章已經探討過了。並且，會產生脹氣的現象，也是用餐後的數小

時，因為，此時細菌正在我們的大腸內進行分解與吸收的工作。您可視其為經驗法則地注意到：那個您午飯後沒多久所感覺到的脹氣現象，很有可能是早餐所引起的。反而是，不舒服的感覺、疲倦感或者是打嗝等，常常是飯後不久就會出現的現象。

日期	時間	餐點內容	飯後身體的感覺
11/1	8:00	小米粥配蘋果、牛奶和肉桂、黑咖啡	無脹氣、活力十足
	11:00	李子乾（硫化處理過）	打嗝
	13:00	紅蘿蔔青椒沙拉配優格醬、煎雞肉條	脹氣、打嗝
	18:00	蕃茄義大利麵和帕瑪森乳酪	脹氣、放臭屁（睡前）
11/2	7:30	兩個塗了果醬的小麵包、蘋果、黑咖啡	放臭屁，起床後立刻上大號

飲食紀錄簿的電子檔表格，您可以到我的網頁免費下載：

www.janrein.de/das-pups-tabu-downloads

前述的例子，解釋如下：

- **早餐後**，無脹氣出現。這表示，昨晚的餐點沒有引起脹氣的食物，並且在早餐過後，也沒感到有不舒服的現象。

  早上的零食，引起打嗝的現象，很有可能是水果乾裡常含有的二氧化硫所導致的。

- **午餐後**，因脹氣而大腹便便，若還要在辦公室或在學校，坐

著工作或上課，那就會非常不舒服。很明顯的，造成脹氣的元凶就是高含糖量，高纖維質以及低含水量的李子乾。

- **晚餐後**，還會有臭屁產生。這應該是含硫化物的水果乾、煎雞肉條（包括含硫化物的胺基酸）以及沙拉的混合，帶來這種令人厭惡的臭屁以及脹氣，而脹氣又會讓人難以入睡。

最好在睡前登錄的最後一個欄位的內容。若您在半夜感到消化不良，並且讓您難以入睡的情形發生，您最好在第二天早晨，在昨晚睡前同一個欄位裡，將這些補充的登錄進去。如此一來，您在評估您睡眠品質時，可以很輕易地聯想到與所吃的食物有關。

隔天早餐後所放的臭屁不一定是當天的食物所造成的，也有可能是前一天食物的剩餘效力。

雖然，我自己藉由飲食紀錄簿的協助，也可能無法100%地知道，哪一餐或是哪樣食物導致我消化不良。但是，飲食紀錄簿的登錄，卻可以讓您將會導致您消化不良的可疑食物找出來。經過一段時日的登錄後，您就知道，什麼食物您可以攝取，什麼食物您不要食用。基此，您應該要遵行本書170頁的飲食清單，以及規律的登錄飲食紀錄簿。因為這兩種方式的組合，對於改善您的消化不適症狀，是多麼的有效啊！

我們以這個可能發生的例子來探討，若您的脹氣現象，在依循低產氣飲食法後，很快的有所改善，那麼您就可以反向操作，慢慢的在您的食物清單中，再次把您所喜愛的食物列入進去。這就是您個人的低產氣飲食清單。要怎樣做，才能將其執行到最好，您可由下個章節得到指引。

❖ 打造個人的「低產氣飲食法」

若您按照低產氣飲食法中的食物清單做為您飲食的準則，並且也已實行了一段時間後，也很滿意您身體的消化運作，並且也不會常有脹氣的現象，那麼，您就可以按照下面的措施而行：

1. 您選一樣食物（例如：您最喜愛的食品），並且將其放到您的低產氣飲食中。

2. 同時，您要作自我觀察，這項食品對您是否有影響。

   a. 沒影響，您依舊很好：那麼，接下來的 3 天，您還是可以食用這項食品。

   b. 脹氣又出現了：繼續觀察，接下來的 3 天，身體對這項食品還有什麼反應。

3. 在 3 天後：

   a. 您還是很好沒異狀：那麼，您就可以將這項食品放到您的飲食中了。

   b. 您身體還是愈來愈糟糕：把這項食品丟掉吧！

4. 再選一樣食品，並且操作過程和前面完全一樣。

重要提醒：在您開始嘗試以往避免攝取的食物之前，最好給自己多一點的時間。我的建議是 4 星期的時間，在這期間之後，您應該感覺自己的腸胃消化比以前好些，並且可以開始從單項食物開始，測試您的身體在實施低產氣飲食法後，是否能夠再次耐受此種食物。

不要害怕，您不需要貫徹前述的飲食法到您生命的最後一天。讓我們誠實地面對我們的飲食習慣：我們根本就不會吃這

麼多的東西，多到我們的腸胃受不了而想要造反。大部分的人需要的餐點食物品項大約在 30 ～ 50 樣左右，其提供了人體所需的基本營養。低產氣飲食法中所列的食物清單裡，就有超過 50 樣的食物品項。所以，在這麼多樣的食物選項裡，應該會有您喜愛的食物。

抗生素 V.S. 益生菌

現在我們能夠揪出導致腸道造反的元凶了。這是非常重要的一件事，因為我們的消化道有時會對特定的物質有不同的反應，並且，要在飲食方面統一口徑，不吃什麼食物，這是很難辦到的。然而，也有些物質，在您身體裡的效用，與在我身體內的效用是一樣的。在這裡，我們就來仔細探討一下這種物質，這種我們一方面要感謝的物質，但若魯莽未經思索地使用這種物質，將會把我們腸道裡一半的精華給掠奪去——腸道菌叢。

抗生素會竊取大腸裡的細菌。抗生素可說是益生菌的對立者。當我們看到，德國境內每年消耗掉 700 ～ 800 公噸抗生素的人類用藥時，就不會感到奇怪，為何會在本書這裡提到它。前述的數據是由聯邦消費者保護暨食品安全署與保羅艾爾利希協會共同合作，並於 2015 年出版的調查報告。[49]

然而，單就抗生素本身的特性，就將其妖魔化那就錯了。它對人類的貢獻有目共睹，並且在許多細菌感染的情況下，是唯一有效的治療藥方。在不遠的幾十年前，許多受到細菌感染的疾病還是無藥可醫而導致死亡的情形下，在發現抗生素以及持續研究抗生素的療法之下，罹患這些致命的疾病，就沒那麼

令人膽顫心驚了。在盤尼西林及其相關藥品上市前，罹患了細菌導致的肺炎，或者是腦膜炎，等於是判了死刑。今天，感謝抗生素的發明，罹患這些疾病病患的存活率，與往昔無抗生素的時代相較，相對高出很多。然而，抗生素也有其黑暗的一面。

我們乃是生活在抗生素的持續轟炸下——它已存在於我們的飲食中了，並且還是醫院的基本用藥。但是，老是用抗生素來醫治百病，也不總是最好的治療方式，抗藥性細菌的散播，就是最好的例子。這種細菌不怕抗生素，並且學習如何抵抗抗生素以求生，不斷地蓬勃增生繁衍，並且把抗藥性的存活資訊傳遞給下一代。結果就是：根據世界衛生組織統計資料顯示，2005 年有 3 百萬人，因抗藥性的細菌而致病，並且，其中有 5 萬人因此而死亡。鑑於前述的死亡數字，至少抗生素的萬靈丹效果，受到了質疑。就算是這種罹患抗藥性細菌感染而死亡的案例，發生率很低，那些必須服用抗生素的患者們，應該也經歷過其副作用的洗禮吧！

❖ 自己誤傷自己

第二次世界大戰期間，1944 年聯軍發動的眼鏡蛇行動，兩天內，德國沒發射一顆彈藥，單單是友軍誤傷，就讓美軍這邊損失了 700 條人命。友軍誤傷的概念，是軍隊用語，意指彼此結盟的軍隊，因為失誤發射砲彈，而誤傷了盟軍之意。我們也常常誤傷了我們自己的身體：酒精、尼古丁、不健康的飲食以及沙發馬鈴薯式的生活型態等等。這些都是在日常生活中，經常發生自己誤傷自己的形式。就算我們自認為，是對我們身

體有益的行為，常常反而是誤傷了身體而不自知。例如：使用抗生素的例子，因為抗生素無法區分敵我。抗生素用其像壓路機一般的強大力量，將所有擋路的生物體，一律通通殺死，好的大腸細菌與病菌皆一視同仁。因此之故，我稱呼抗生素為竊賊。因為，它偷盜了我們大腸中，與我們結為盟友的細菌。

因此，每位醫生在其病患經過抗生素療程後，都會特別注意損傷的腸道菌叢的調養。若腸道菌叢的活力因抗生素治療而偏弱，不僅是我們的消化會有問題，並且我們身體的抵抗力也會下降。雖然，我們在出生時（以及出生後的短時間內），會帶著母體的原生腸道細菌來到世上，並且將其儲存在闌尾裡，這對我們的健康是無害的。在一份綜合分析的報告中，有新的研究結果顯示，攝取兩種益生菌，被證實對身體特別有益處。藥用酵母，其不可言說的名字布拉迪酵母菌以及乳酸桿菌的菌種，可以消除或減緩服用抗生素期間所產生的腹瀉症狀。[50]

經過抗生素治療後，要讓腸道菌叢恢復正常運作，這裡將特別推薦經多次研究過的比菲德氏菌以及乳酸桿菌。一般人要不吃藥，要不就是增加攝取發酵食物的攝取，以改善腸道菌叢的生態。發酵食物計有：優格、克菲爾、德國酸菜或是韓國泡菜。由於活菌種不耐高溫，所以以這種形式進入人體，對我們的腸道菌叢才有用處，所以，請勿將發酵食物加熱食用。若是希望將食物加熱，可能會對消化運作有益處，而把發酵過的食物加熱後食用，在這樣食物到口前，其內含有的益生菌種，就已經死亡了。因為這個消化小助手的菌種十分的敏感，在抵達大腸前，並且必須先要穿越幾乎是整個消化道，通過包括胃酸

與膽汁的考驗，所以對那些誇大其促進健康功效的廣告（現已被禁止了）的質疑，是合理的。為保險起見，我建議您可購買一些冷凍乾燥的益生素藥劑。

❖ 停損機制：益生菌

　　就像一支足球隊，感謝有充足的財源支持，讓一支實力不振的球隊，因聘僱了一些明星球員而能夠強大起來，我們也可以藉由益生菌而使我們的腸道菌叢壯大起來。為了避免讓足球隊部會花了大錢卻誤買進不適合的球員，所以需要對預購球員，做一番徹底地探查：那些球員適合這個職業的球隊？那些傢伙只適合踢玩票式的足球俱樂部？那些攻防位置的球員，必須由新球員來替補？

　　在服用益生菌之前，我們也必須提出類似前述足球隊甄選新球員的問題。不然的話，會造成我們花了大錢購買益生菌製劑，但卻不是我們所要的。

　　如同前述足球隊甄選新球員一樣，我們必須確定，那些益生菌是適合我們身體的製劑。第一步就是：確認身體狀況——我身體裡的細菌，情況是怎樣？確認的方式有二：您可以到您信任的醫生或是傳統療法醫生那裡就診，或是，宅配一組糞便檢體採樣組合包。若您採用後者的方式，要提醒您的是，您必須嚴格遵照糞便檢體採樣的說明，執行採樣、包裝、存放以及交寄等步驟。下面所列的原則，是一般糞便檢體的採樣原則，供您參考：

1. 停止服用那些可能會影響糞便採樣的藥劑（最好詢問您開藥的醫生）。

2. 欲採樣的糞便檢體，不可接觸到馬桶的水、衛生紙或者是尿液。

   建議：採樣前，先小便完，繼之在馬桶坐墊和馬桶間，鋪上多層報紙，然後在報紙上大號。

3. 要從所排出糞便的不同的位置，採集糞便檢體。就像一個具代表性的問卷一樣，您所採集的糞便檢體，必須要盡可能地能反映出您糞便的全貌。

4. 要採集足夠的糞便量——注意樣本收集瓶上的標示，或者是糞便檢體採樣的說明。

5. 糞便檢體要馬上冷藏。或者使：立刻交寄。

若只採集一個固定點的糞便檢體，這檢體就不具代表性了。若糞便檢體受熱了，檢驗結果就會失真不準確了。若糞便檢體從採集到交寄，或交給醫生，中間已經經過許久的時間，這期間細菌已經在採集瓶中繼續增生，這樣一來，要準確地確定腸道菌叢的個別數量，就不可能了。若您是在家裡採集糞便檢體的話，最好是選個周一或周二的日子採集，這樣所採集到的糞便檢體，才不會在運送的途中碰到周末假期，而延長運送的時間。在交寄前，最好先探聽一下，是否運輸業有罷工活動，或者有其他因素，會導致運送延遲抵達的可能。

在交寄糞便檢體的數天後，您就會收到檢體的報告。根據檢體報告的調查，您可得知您腸道菌叢居民的生態分布情形，現在您可以此為依據，選擇那些您身體真正需要的益生菌，只

要腸道檢驗，一切都正常無異狀，或者您就暫時就讓它這樣。

❖ 益生菌及其功用

　　已經有許多的研究證明，在治療腸躁症、脹氣以及其他消化病症方面，益生菌是有幫助的。然而不清楚的是，究竟哪種益生菌製劑是特別有效的呢？[51] 導致有這樣的疑問，原因有很多。首先，對於何謂「健康的」腸道菌叢，並沒有統一的定義。我們對於單一菌種的認識太少，並且也還在摸索，不同單一菌種在消化運作中，各自所扮演的腳色為何。[52]

　　在一份加拿大的研究報告裡，研究人員在當地可取得的益生菌製劑中，發現有關其品質的驚人事實。在英屬哥倫比亞區，有 10 份經由隨機取樣而取得的益生菌，這些益生菌應該含有一定數量的乳酸桿菌。令人傻眼的是，在微生物實驗檢測裡，沒有一個樣本，達到如同其包裝上所宣稱的益生菌數量。10 項產品裡，有 5 項產品中，完全找不到乳酸桿菌，不是酸桿菌數量過少與包裝所載不符，而是完全沒有乳酸桿菌。有 8 項產品中，含有活菌（有部分是包裝標示之外的其他菌種）產品中，實際所含的菌種數量，僅有製造商所標示的 10%。[53] 這份在加拿大所適用的調查結果，在加拿大之外可適用到何種程度，沒人可以給予確切的答覆。因此建議您，在選擇益生菌製劑時，一定要詢問專家的建議，而非廠商的廣告。

　　特別是使用抗生素治療後以及在治療腸躁症方面，要重建腸道菌叢的生態，使用益生菌是最有效的方法了。2006 年的一項研究證實，比菲德嬰兒岐桿菌 35624 治療女性腸躁症所引起

的脹氣，深具療效。[54] 另一樣研究結果顯示，連益生菌的混合物*，在對抗因腸躁症所引起的腹痛、排氣以及腸道異聲等相關症狀，都有其效力。與安慰劑相較，益生菌的混合物平均可降低腸躁症所引起的相關不適症狀的 40%，而安慰劑的療效只有 6% 的效力。特別是針對腸躁症所引起的難纏的放屁現象，這種以 VSL#3 命名的混合物藥劑，似乎是最好的解藥。過去，研究者在其隨機的雙盲測試中發現，與安慰劑相較，VSL#3 的混合物藥劑明顯地能降低放屁的次數。

現在我們來看看，以上所說的這些對您而言，有何意義？我多麼希望能夠推薦您一種有效的益生菌藥劑。但基於腸道菌叢的多樣性，以及其他變數使然，不太可能推薦您一個保證有療效的益生菌藥劑。因此，我只能給予您這個建議：去做個腸道菌叢的檢驗，並且在選擇益生菌藥劑時，要注意該藥劑是否有個可抗胃酸的保護殼、安全的防腐技術以及內含活菌。這個建議之所以重要，是因為，若這些對人體健康最有益的菌種最終無法抵達目的地，那它們也就對我們來說就是無效用的了。我們前以探討過了，從口中食入開始，一直到抵達大腸為止的消化之旅，乃是一條漫漫長路。

❖ **重要提醒：**

發酵過的食物，乃是低產氣飲食法裡，屬於基本班底的食物。克菲爾、韓國泡菜、德國酸菜以及納豆等，都是產生健康

＊作者註　計有：鼠李糖乳桿菌 GG 株、鼠李糖乳桿菌 LC-705、短雙歧桿菌 Bb99 以及費氏丙酸桿菌 JS。

乳酸菌的天然來源。在本書 237 頁，您可以找到自製德國酸菜和韓國泡菜的食譜。若您想在超市購買德國酸菜，那就必須注意，這樣產品是沒經高溫處理過的才可以。否則，已經高溫處理過的德國酸菜內，已不含活的益生菌種了。

益菌質*

為了要讓我們腸道的居民感到環境舒適而繼續住下去，我們必須供給其所需的食物。若說抗生素是與生物體對抗，而益生菌是對生物體有益，那麼，益菌質則是構成生物體的根基。然而益菌質也是會造成放屁的物質，並且也會引起脹氣現象。因此，雖然低產氣飲食法裡含有足夠的益菌質，以使腸道菌叢可以增生繁殖，但對益菌質的數量有所限制，藉此，腸道菌叢在大啖益菌質的美食後，不會產生令人覺察到的作嘔氣味以及尷尬的響屁。要順帶一提的是，若您在抗生素治療後，已經實行低產氣飲食法了，那也就沒必要，再額外補充益菌質了。

「低產氣飲食法」要點概述

執行方式

您終於想要改變了，並且想要讓您脹氣的現象，盡可能在您可控制的範圍內發生。因為您已經準備好了，那麼，我們

---

*譯註 益菌質是指不能消化的食物原料，可選擇性地刺激腸道內益生菌的生長及活性，對宿主產生有利的效用，以改善宿主健康。益菌質主要包括果寡醣、異麥芽寡醣及異構乳糖等。文獻來源：https://www.tfrin.gov.tw/ct.asp?xItem=257527&ctNode=1282&mp=2

現在就從理論的部分，跳到實際執行面吧！我們已經知道了，膳食纖維既是消化作用的幫手也是凶手；而且，不是每種豆子都會造成放屁；誤吞空氣，也會對脹氣的產生，有推波助瀾的效果；還有，服用抗生素，會造成腸道的自我誤傷現象。為了要找出您腸道造反的元凶，您就不能不執行飲食紀錄簿的登錄工作。最好是今天就開始，從白紙黑字上的紀錄中，找出您的飲食習慣對您的消化運作有何影響。您自己可以決定，何時要開始調整您的飲食。以下是提供兩種執行低產氣飲食法的可能性，供您參考：

1. 首先，您可以藉由飲食紀錄簿的登錄，確認您現今的飲食狀況，並且在登錄工作進行了 2 周之後，才開始遵行低產氣飲食法。這樣執行的順序，其好處是：您可以先審視一下自己的情況，藉此，分析自己目前的飲食習慣，不需要馬上就改變您習以為常的飲食習慣。

2. 您在登錄飲食紀錄簿的同時，也根據低產氣飲食法做飲食的調整，並且以其食物清單以及本書第 6 章所載的食譜為您飲食的依據。這樣執行的好處是：藉由建立對您消化有益的基本食物的清單，再藉助飲食紀錄簿的登錄，您便可以建立適合您自己個人的食物清單，並可增減其內的食物品項。

對我個人來說，我傾向採取第 1 個選項，但 2 種選項都可達成所預定的目標。不論您決定哪個選項來執行，重要的是，您要執行的時間，是有最低的期限限制的，不論是飲食紀錄簿的登錄，或是根據低產氣飲食法做飲食的調整。我個人認為，

最低的實行期限是 2 周的時間，這樣才能完成自我審察的工作。若只實行幾天是不夠的，因為有許多不屬於飲食方面但會造成脹氣的因素必須被排出，否則，自我審察的結果就不具可信度。若能實行 4 周，那是再理想不過的了。那麼，經過這段 4 周的時間，您的身體就可以適應調整後的飲食，並且，您可能清楚地判讀，您身體對此類飲食的反應為何。

低產氣飲食法中的食物清單，應被視為是有益腸道的基本食物。您可以隨時把被您排除的食物品項，短暫地納入您的食物清單，觀察其對您消化的影響是正面還是負面的；或者，在您的食物清單裡增加對您消化有助益的食物品項。低產氣飲食法絕對不是單行道也不是死巷子。

❖ 小結：

1. 執行飲食紀錄簿的登錄（請參閱 153 頁）──不是在遵行低產氣飲食法之前就開始，或者在遵行低產氣飲食法的期間開始。

2. 至少要遵行低產氣飲食法中所列的食物清單品項達 2 周的時間，最好是實施 4 周（請參閱 170 頁）。

3. 實施低產氣飲食法 4 周後，才再增加以往所喜愛的食物。

4. 請一併注意後面篇章〈生活習慣〉以及〈其他〉所載的內容。

5. 以愉悅的心情進食，並且享受這段對食物產生自覺的用餐時刻。

食物清單

　　那些在我們社會中被認為是最基本的食物，要為許多人──包括我在內經常性地發生脹氣的現象負責。若採用米開朗基羅法則，把多餘的──或者，這裡就是指會導致脹氣的食物去除，我列了以下的食物清單。原則上，它們都是些好消化又顧腸胃的食物。常常都是消化不良時，才會想到，有什麼食物是對我們的腸胃是好的。事實上，注意吃下肚的食物，這才是消除不受歡迎的脹氣現象，最簡單、經濟實惠以及最有效的方式。

　　您在看到食物清單時，若沒看到你喜愛的食物在上面時，請勿驚訝。藉由飲食紀錄簿的協助，您很快就可以在基本的清單裡，加入您喜愛並且腸胃也耐受得住的食物。此外，這份清單是一份集健康、美味、與多樣性於一身的均衡飲食清單。您可以參考本書 221 頁起的食譜部分，看您能用這些食物，做出些什麼佳餚。

　　重要的是，您不能只選了食物清單中的五樣食物，而忽視其他的食物。要吃的均衡，各種顏色的食物都要盡可能地攝取到，以便讓身體能維持理想的養分供應。還有一項應該要說清楚的是：那些列入的食物並非是免費吃到飽的。特別是那些屬於身體蛋白質來源的食物，您應該適量攝取即可。

・**水果**
藍莓、奇異果、木瓜、哈密瓜、葡萄柚、鳳梨、柳橙、酪梨、葡萄、百香果、萊姆、檸檬

- **蔬菜**

  紅蘿蔔、芹菜、四季豆、南瓜、蕃茄、葉菜類生菜沙拉、菠菜、茴香、櫛瓜、蘆筍、菊苣、大白菜、秋葵、薑、地瓜（適量）

- **穀類**

  藜麥、小米、米、蕎麥、莧菜、玉米、（黑麥*）以及穀類的食品

- **蛋白質來源的食物**

  眉豆、扁豆、豆腐、天貝**、瘦肉、硬乳酪、蛋***、植物性蛋白粉

- **脂肪來源的食物**

  巴西栗子、核桃、杏仁、奇亞子、大麻子、亞麻子、橄欖油以及椰子油

- **發酵過的食物**

  韓國泡菜、德國酸菜、克菲爾、優格、納豆、味噌

- **飲料**

  無氣泡礦泉水、果汁暨薑汁（自製）、無咖啡因茶飲、植物性飲料（不含鹿角菜成分）、低碳酸飲料、康普茶、可可飲

---

*作者註 捨棄含麩質的穀類食品一段時間後，您可藉由飲食紀錄簿的協助，來檢視您能耐受含麩質食物到什麼程度，並且將含少量麩質的食物，如：黑麥，再加到您的日常飲食中。

**譯註 天貝是印尼國寶，因含有豐富之蛋白質，可作為肉類的代用品。

***作者註 雖然我自己是素食者，不吃蛋類，但卻無法改變這個事實，那就是，蛋類是適合低產氣飲食的。但是卻不是必要的。

料（自製）

附註：

您可在我的網頁 www.janrein.de/dos-pups-tabu-downloads 找到這份食物清單以及其他額外的食物，其可供您免費下載。

❖ 暫時避免的食物

下面的清單中，您將會看到一些您喜愛且常吃的食物。如您所知，低產氣飲食法的目標，是一種長期的飲食調整，其可讓您身體維持健康狀態，並且擁有幸福感。為了達到這個目標，您就應該在 4 星期的時間內，避免攝取下面所列的食物品項。在仔細端詳食物清單前，我還有 3 項重要的事情，想要作一說明：

1. 這裡所提供的僅只是供您參考的建議。若您完全不能沒有您每日的能量飲料，或者沒有每周和同事一起去吃麵食，您就會活不下去，那也不是什麼天大的災難。您就維持您這個習慣吧！但若因此而未達到實行低產氣飲食法所預期的效果時，您不可以感到訝異喔！

2. 不能要求這份食物清單具有 100% 的完整性。有太多的食物（特別是即食產品），多到超過這份食物清單能夠涵蓋的食物了，這類食物會讓我們消化運作產生失序狀況。因此，只有依據經驗法則：凡是未列在低產氣飲食法食物清單上的食物，您應該在 4 周內避免食用。您應該要避免食用即食產品。例外情形：可以食用無額外食品添加物的冷凍蔬菜。

3. 經過 4 周的飲食調整期後，您要試著，至少將那些富含

營養的天然蔬果，再次納入您的飲食中。因為這些食物富含重要的維他命以及礦物質。就算低產氣飲食法是一種營養均衡的飲食，長期來看，您的飲食不應只依循這種飲食法，而是要攝取更多元的食物。

- **水果**

  乾果（特別是含有硫化物成分的）、蘋果、西洋梨、杏仁果、芒果、李子、罐頭水果

- **蔬菜**

  綠花椰菜、白花椰菜、皺葉捲心菜、羽衣甘藍、球芽甘藍、洋白菜、洋蔥、朝鮮薊、蒜頭、菇類、大量的生菜

- **穀類**

  小麥、斯卑爾特小麥*、燕麥**、大麥以及以這些穀類製成的產品

- **蛋白質來源的食物**

  乳清蛋白（乳清）、肥肉、香腸、全脂乳製品

- **脂肪來源的食物**

  大量的精製油、腰果、開心果

- **食物製成品類**

  披薩、炸薯條、沙威瑪、漢堡、洋芋片、乖乖零食類、冰淇淋、

---

*作者註 也些有消化問題的人，吃了沒問題。可藉由飲食紀錄簿的協助，測試是否可食用這種穀物。

**作者註 同上。

巧克力、口香糖、無糖糖果

- **飲料**
重度碳酸飲料、酒精、能量飲料、咖啡、綠茶、紅茶、不含
酒精的飲料

第 2 階段：生活習慣

前面我們已經探討過，哪些因素會導致脹氣，以及認識
了對我們腸胃較好的食物。現在，我們要進一步探討金字塔的
下一個階段：我們的生活習慣。雖然這個概念可以很廣泛，我
在這裡只想要把它聚焦在心理層面、飲食習慣以及運動這些方
面，來進行探討。

心理層面

坐著上廁所小便時，偶爾放個小屁，這是很正常的現象。
特別是在公廁上廁所時，隔音效果不如預期的好，會感到特別
地尷尬。嘿，發生就發生啦！不要太在意！但就是有些人，
強迫自己在任何情況下，都要能夠呈現完美狀態，這種人遇
到自己發生前述公廁失控的情形，定會全然崩潰。這裡有個
例子，待我慢慢道來。澳洲心理學教授尼克 · 哈斯蘭（Nick
Haslam）在他的《*Psychology in the Bathroom*》（直譯：廁所
心理學）一書中描述一位年輕男子的恐懼，這名男子病態地害
怕會放臭屁。在這案例中，該名男子的恐懼症對象不是放屁，

主要恐懼的對象是屁的臭味。在這病症的背後隱藏著，他害怕對某事物失去主導權。還有另一個案例，案主是一名處於青春期的日本女孩，她害怕放屁會弄髒她的身體。[57] 該名女孩罹患了自體不潔恐懼症，害怕自己身體的骯髒或是嘔心的味道。她最後是接受了催眠療法，幫助她從她的恐懼症中解脫，並且找到對自己身體正常的感覺。

挪威卑爾根大學（Universität Bergen）的研究員，於 2000年進行了一項調查。訪查對象為超過 6 萬名斯堪地那維亞地區的人民，該研究意圖找出憂鬱、恐慌狀態與消化病症之間的關聯性。其研究結果就像我們前面已經探討過的一樣，就是：確定心理狀態失調與消化病症（如：腹瀉或是便祕）之間，具有顯著的關聯性。[58]

然而，不需要到罹患了心理疾病，才能感受到心理狀態對消化運作的影響。例如：壓力就是許多疾病的主因——也是腸躁症的主因。但壓力這個概念以及致病原因都很不明確，所以有許多已患病的病患，對其關聯性並未嚴肅以對。我自己本身就是個很好的例子。當年我的家庭醫生多次向我表示，壓力可能是造成我這許多症狀的原因，我卻拒絕相信。身為一個大學生的我，會有壓力？真的嗎？

壓力是多面向的。不是只有截止日期，學業壓力以及情侶爭執也會造成壓力。只要想到老闆無止盡的業績要求以及周六要去逛 IKEA，就會倍感壓力，這些僅僅只是冰山的一角啊！不是只有時間壓力以及完美主義，會引起壓力而已。壓力也會因為不正常的飲食、過量或太少運動、體重過重、體重過輕、懷

孕、感官超負荷、憂鬱、恐懼、爭吵、自我懷疑、缺乏睡眠等等原因而產生。我們要做的就是，把那些不必要的重擔，從我們的生活中丟掉。因為這些壓力，導致了消化道病症。壓力就是造成我學生時代，每逢大考就便祕的原因。確信自己玩得太多讀得太少，恐會因「不及格」被當，這些都造成我的壓力，並且讓我的消化運作癱瘓，在這種情況下，對於大考更加不利。由於我的體重過輕而感到壓力，所以我拼命地運動並且休息過少，這就直接導致了我脹氣的困擾。

❖ 壓力乃社會地位的象徵

您覺得這句話熟悉嗎？「抱歉，沒空。我正忙得天翻地覆，且被壓力壓得喘不過氣。」我們生活在一個社會，一個將倍感壓力視為是證明有上進心的社會。我們的生活被即時通訊軟體所操控，其完全改變了我們對於人與人之間的溝通的理解。這種軟體喚起了我們以及其他人心裡的這種期待——不論是私人關係或是工作上的需要，期待接受訊息的一方，能隨時且迅速地給予對方回覆。我們變成要隨時隨地都要能聯絡得上了。即時通——特別是 WhatsApp 這類軟體中的簡中高手。若收到訊息並且已讀，便會顯示打勾勾的符號。接著，按常理，我們會抱著這樣的期待：若我寫了東西給你，我希望盡快能有個回應。結果就是：我們較常盯著智慧手機的螢幕看訊息，而較少凝視著你我彼此的臉龐關心彼此。

但不容否認的，社群軟體的平台，讓社群中的成員們，更關心彼此所處的環境社會了。雖然，世人對如何理性地來使用

社群軟體，仍處於學步階段，但我本人十分佩服這類軟體的正面功能。然而，如洪水般湧入的資訊伴隨著些許的恐懼，害怕可能會錯過一些很棒的訊息*，再加上想要成功的壓力，使得我這世代的許多年輕人成為受壓力驅使的拋接物（接收與回覆訊息）雜耍藝人。若我們還拿某些人當崇拜的偶像，這些為這種隨時隨地都要能回覆訊息的生活方式做宣傳的偶像，那麼，壓力就從被恐懼的敵人，一下子變身為具有社會地位的象徵了。要維持這種社會地位的形象，真是有壓力啊！

❖ 正確呼吸以減少（放屁）壓力

雖然我們日新月異，每日有所精進，但有些已經學過的基本東西，我們似乎有日益生疏的趨勢。對此，我一再地感到驚訝。有人認為，我們至少可以憑直覺好好正確地呼吸，或者，我們不會？這就如同，我們已經忘了如何維持正確的身體姿勢一樣，在坐了一天的辦公室的工作後，又爬上了家裡的沙發橫躺斜臥，這樣一來，我們根本很少有機會，能夠好好利用我們呼吸機制所能帶給我們的益處。

我也常常逮到自己是這樣呼吸的，急切短促地將空氣吸吐到胸腔內，而非放鬆地並且緩慢地深呼吸到肚腹之中。有次，我和一位跑步教練談到，要如何增進我的跑步技巧時，我私心地想聽到他告訴我，我應該要買雙新的跑步鞋——那雙我早就想買的跑步鞋，但他只是這樣建議我：「你先好好地注意你的

＊作者註 錯失的恐懼（Fear of missing out: FOMO）

呼吸吧！」對此，我感到十分失望。但是，今天的我知道了，正確的呼吸技巧不僅對運動員而言是重要的，而且是確保整個身體有充分的氧氣供應，更是重要。

　　因為吞氣症也是造成脹氣的主因之一，那我們就好好地來探討一番，如何讓我們的呼吸達到理想的狀態。許多研究證實，呼吸練習是脹氣治療中的一個有效方法。有篇於 2006 年發表的學術文章中寫到，有名男子在 5 分鐘內要打嗝到 18 次。[59] 該名男子在接受一項呼吸治療後，5 分鐘內的打嗝次數，降為 3 次。若將打嗝視為是一種放屁的方式，且次數又多又急，以致來不及跑到廁所才釋放，那麼，呼吸治療不啻為也是治療脹氣的一個可以考慮的治療方式。

　　尼克‧哈斯蘭在他的《廁所心理學》的書中，用以下這些話，描述了心理狀態、吞氣症以及脹氣之間的關聯性：「簡言之，放屁不單單僅只是生理學上，身體失序的產物，它也蘊含了心理的成分，這部分可藉由心理的治療得到控制。」[60] 對此，打坐被證實對於腸躁症患者的紓壓，以及伴隨著呼吸相關的改善情形而言，是一種有效的治療方式。[61]2001 年的一項研究調查顯示，該研究的參與者在研究結束後的 3 個月，還能感受到脹氣、打嗝以及腹瀉等症狀，有著顯著的改善效果。這是因為心理與身體是相互影響的，而且，我們不能小覷壓力對我們腸道的健康有很大的影響，因為心理的因素對於脹氣的形成，扮演著重要的腳色。那些像個脾氣暴躁的職業賽車手般地，以時速 180 公里的速度在開車，並且腦袋想著那些不可能完成的待辦事項清單，對現狀不滿地度過每一天的生活，當他感覺到愈

來愈多誤吞的空氣所造成的威力時，他就不要感到驚訝。

　　基於以上所述，一種長期有效的脹氣以及消化病症的治療，要包括動態的放鬆活動。不需要立刻就開始半小時的打坐活動，但以在公園綠地散步 15 分鐘作為起點。為什麼要在公園綠地？因為在一個充滿汽車噪音以及電話聲響不斷的大城市，絕非放鬆紓壓之地。並且，公園一定就在不遠處。

❖「3 分鐘呼吸練習」

　　您可以在您的日常生活中，開始這個 3 分鐘的呼吸練習，其效果是多方面的。您不需要是個運動健將，才能從這個練習得到益處。做了這個呼吸練習後，您會感到壓力減輕、專注力增加、聽到身體的聲音、對難題作沉思以及改善您的呼吸技巧。

　　在我撰寫此書時，我同時處在我人生另一個階段的開始時期，要為大學學業苦讀，並且試著和過上一個正常的私人生活。當一天只有 24 小時可用時，所有這些事情都要處理得宜，實屬不易。常常我們會有這種感覺，我們在自己身上強加的工作，已經把我們給壓跨了。您一定有過這種感覺，恰好在壓力很大的當下，我們像被獵人追趕的小兔子般，從一樣待辦事項急忙衝到另一樣待辦事項去處理時，我們忘了要放鬆自己的精神。為了要紓壓、逃離所處環境下的吵雜、讓呼吸更順暢，並且還要促進消化作用，我把這項 3 分鐘的呼吸練習，納入我的日常生活作息內了。我建議您，每天早上在起床後，立刻就做這個呼吸練習，並且把它變成是您每天早晨例行工作的一部分：

　　在您走到咖啡機之前，先做這個呼吸練習。首先，您背朝

下躺在地板上，手放在肚臍上，並且反覆地緩慢作深呼吸。同時，您只要注意一件事，那就是您的肚皮是否是在您深呼吸時，是一脹一縮的——為達此目的，您的雙手要盡可能地向天花板伸展。藉此，您被迫要用腹部呼吸，並且是深呼吸。

就算您作此呼吸練習已經 60 秒，並且感覺已經練習夠了，還是請您繼續躺在地板上，堅持作滿這個呼吸練習達 3 分鐘的時間。這個練習做了幾次以後，您將感到，這個練習確實對您的身體，有正面的效果。因為這個練習融合了遊戲式的打坐元素，並且伴隨著呼吸技巧的改善效果。為了讓您可以只要全神貫灌注在您自己的身上，請把音樂關掉。我自己也是個音樂迷，但我們身處在一個持續被許多吵雜聲響所轟炸的世界裡——人聲、音樂聲、電視節目所發出的聲音、手機響聲、汽車聲、敲鍵盤的響聲，把這些都排除在外，這對身體是有益的。就算只有 3 分鐘的時間也好。

❖ 好的睡眠以消除大肚腩

不僅是心理狀態與呼吸和及脹氣之間常有關連性，就連糟糕的睡眠品質與消化病症間，也有連帶關係。[62] 2006 年的一項研究裡，欲調查護理師的輪班制與其消化失調之間，是否具有關聯性。因此，研究者將輪班制的護理師與正常上下班的護理師同事，作一比較。該研究結果，十分明確：那些因為輪班工作的關係，必須在不同時間睡覺的護理師，相較於正常下班的護理師同事，更常出現消化失調的現象。[63]

不規律的睡覺時間，以及睡得很少，都是造成倍感壓力的

心理狀態。會感到情緒不穩定、注意力不集中、很容易失去耐心，並且因為前述因素而無法完成預定的工作，這又導致更多壓力的產生。不論倒底是消化毛病引起的睡不好覺，還是糟糕的睡眠品質造成消化系統出毛病，一夜安眠可開啟舒適幸福的一天。我自己本身是半個壓力迷，半個貪愛舒適的傢伙。一方面，我需要壓力，給予我動力；另一方面，我也知道，壓力能讓人發瘋。因此，我想在下面介紹給您，我夜晚睡前的例行工作，它可讓我在 15 分鐘內入睡——特別是，可以讓我一覺到天明，以便在第二天感到精神奕奕：

1. 最後一杯含咖啡因的飲料，是在睡前 6 小時飲用完；最後一次的用餐，最晚是在睡前 4 小時完成。

2. 我在麥金塔電腦和蘋果智慧型手機裡，啟動「夜晚模式」的功能。螢幕的光線，會從刺眼的冷色系，轉變為較溫暖的色系。這個功能，還可配合個人化的睡眠週期時間，予以調整。以我為例，我的 3C 產品在 21 點時，會自動切換為夜晚模式（通常是睡前兩小時的時間）。其他的操作系統也有類似這種 Apps 及其類似的功能，可供使用。

3. 睡前 1 小時，我會關掉所有的螢幕（包括智慧型手機、筆電以及電視機）。我只點亮屋子裡的燈。

4. 大約在關掉螢幕的同時，我會慢慢啜飲我的睡前飲料，其製作方法：白開水配蘋果醋和蜂蜜。我是在半杯滿的溫開水中，放入 2 茶匙的有機蘋果醋和 1 茶匙的蜂蜜。聽起來，好像要花點時間適應這飲料的口味，實際上，

這飲料十分美味可口。其效果是：藉由蜂蜜的效用，讓胰島素上升後又下降，讓人感覺疲憊，並且助我入睡。自從我規律地飲用這助眠飲料後，我比較可以一覺到天亮了。

5. 那些電子產品，那些可和外界聯繫的電子產品，都被移出了我的臥室。這樣，我就不會被誘惑，想再「最後一次」查看電子郵件。

6. 以往，我在睡前常會看些具有勵志性質的書籍。這是個笨點子，因為腦袋就會開始沸騰翻攪，並且湧起想要做點什麼的衝動，那就別想要好好地入睡了。現在，我會在睡前看小說（不是恐怖驚悚的小說！），或者在床上什麼都不看，便慢慢進入夢鄉了。

7. 我每晚（早上也會）都會寫日記。把那些在我腦中打轉的想法，都記載在日記中，這樣我就可以關腦，不去想它，而可以安然入睡了。

飲食習慣

在低產氣飲食那個章節裡，我們已經很詳盡地探討過營養這個主題了。然而營養不僅僅只是指我們吃什麼，還包括我們是怎樣吃的。因此，現在我們要觀察那些因素，那些不在餐盤內的因素，並且仍然對我們的消化運作，具有深遠的影響。

❖ 早餐要吃得像皇帝嗎？

一天三餐被視為是最理想的。或者，以前的人是一天吃 5

次？為了找尋針對理想的餐點內容以及進食頻率的完美答案，我們遇上了感覺好像有上百種不同的建議。而且這些建議還在不斷地改變中。

對某些人還適用的諺語「早餐要吃得像皇帝，中餐要吃得像國王，晚餐則要吃得像乞丐」，然而另一些人卻堅信一天要吃5餐。另有些人，似乎是在間歇性的禁食裡，找到了他們理想的進食規律。從營養生理學的觀點是這樣看的：對我們的身體而言，多久進食一次，是無所謂的。重要的是，身體要能得到，它所需要的營養。我們的身體並不知道，何時是進食的理想時機點，這對我們的身體來說，是太奢侈的想望了，而且我們的身體也不是為了在理想時機進食而建造的。也許您已經聽過這樣的形容了：我們是已被馴服的石器時代的人類。

若是和要降低脹氣發生的頻率有關的話，建議要少量多餐的飲食方式。然而這樣的飲食是否對您的脹氣有所助益，還是要看您自己的身體是否有好的回饋。用這種飲食方式，對於降低我的脹氣困擾是全然無效，不論我是吃了3餐還是5餐，但少於3餐，是絕對不行的。今天，我反而喜歡只吃一餐或兩餐大分量的餐點，完全不含硫化物的食物。特別重要的是，您要登錄飲食紀錄簿並且仔細觀察，您對那些食物作何反應。

❖ 準時用餐的時間原則

當我和我巴西籍的祖尼叔叔聊到「用餐時間」字面是什麼意思時，他忍不住大笑起來。當我向他解釋「用餐時間」可以拆成「用餐」和「時間」兩個字時，他說道：「年輕人啊！你

們真的是很準時耶！」在巴西，根本不會有時間的概念隱藏在用餐字彙中。順帶一提，英文（meal）、法文（repas）或是西班牙文（comida）裡，也都沒有這種情形。

我們真的是在有關時間的方面，費盡心思。也許您也認識這類的人，若他們不能準時在 18 點吃晚餐的話，就會精神崩潰。其實，我們什麼時間吃飯，一點都不重要。根據營養生理學的觀點，沒理由一定要在固定的時間用餐。況且，我們遵守習俗所規定的固定用餐時間，還不是很久。在營業時間決定我們的日常生活作息的時代來臨之前，那時沒有理由，要在 12 點整的時候吃午餐。

針對消化病症的議題，還是有些關於用餐時間的原則，值得您參考：

1. 在密集體能訓練前，吃些容易消化的東西，或者試著空腹接受體能訓練。因為運動和消化兩者都需要大量的熱量，若您不想運動成績太差的話，吃點東西，對您的成績，是有好處的。在運動前，吃點易消化的點心（杏仁穀類配香蕉，或者是一條營養棒），基本上是不會有問題的。

2. 就算這是十分誘人的想法，但也不要在電視機前吃東西。請您專注在您所吃進的食物上，盡情體會它的色香味，並且注意好好地咀嚼，這樣我們唾液中的酶才能啟動碳水化合物的消化機制。

3. 18 點之後不應該再吃碳水化合物的食物，這純屬無稽之談。若是一天中的最後一餐有豐富的碳水化合物的

話，基於我們身體胰島素對碳水化合物的反應，將可幫助有睡眠障礙者入睡。您應該還記得我在 180 頁所描述的我的助眠飲料吧！

❖ 速食

大部分的速食都是高油脂、高鹽以及多糖。這類食物可快速烹調完成，也可快速地囫圇吞棗地吃下肚，並且常喜歡配著碳酸飲料，將這類食物沖下肚去。當我們在趕時間時，可在 5 分鐘的時間內解決這類的速食。我這麼做。你這麼做。大家都這麼做。在我們這個不斷承受著時間壓力的社會裡，這樣的飲食方式是很恰當的啊！我們的飲食方式，必須也要盡可能地有效率才行。

然而，對承受時間壓力的社會而言，是恰當的飲食方式，但對我們身體而言，不論是對壓力耐受度或是纖瘦細腰的維持，這種飲食方式，確定是不好的。尤其是不適合我們的消化運作。缺乏營養的油炸食物，配上含糖的碳酸飲料，要花上台幣 120 多塊，實在是不值得。並且這種飲食方式，恰好和我們至今為止所戮力地善待消化運作的工作，背道而馳。

然而，我們有時還是會想吃速食。不敢這樣想：不吃漢堡配薯條又不會餓死。而是找藉口說服自己吃速食。寧願讓天生貪婪的欲求——想吃鹹的、甜的、高油脂食物，以及讓惰性來主導我們的生活，而不願自己烹煮來止飢，或者，至少找找看，有什麼比較健康的食物選項。我老實說：偶爾，吃個漢堡還真是種享受。至少，短時間內，會感覺很棒。我並非是唯一這樣

想的人。

　　然而，當偶爾變成常態的習慣時，就必要作反省了。在對抗造成大腹便便的脹氣之役中，未來，我們的飲食重點，要放在善待腸胃的、煮熟的，並且盡可能自己烹煮的食物上。在本書優惠加量不加價的第 6 章中（自第 221 頁起），您可以找到許多食譜，這些不僅可作為那些不健康速食的超棒替代選項，而且也有助益於您身體的消化運作，非常適合您大量地烹煮。這些食物準備起來，一點都不費力，只需每個星期天待在廚房一個鐘頭的時間，就已經準備好了下周一整個星期的食物了。而且在低產氣飲食的食物清單中，總是能變出美味的餐點，而這些餐點是不費吹灰之力，就能完成的。

❖ **享樂品**

咖啡

　　我自己是無可救藥的咖啡迷。無可救藥的程度嚴重到，大學時代，我唯一一次未經思考就選定的口頭報告主題是咖啡。我並非是唯一的一個咖啡痴。18 到 64 歲的德國人口中，其中超過 80% 以上的人口，每天都要飲用含咖啡因的熱飲，每年平均消耗掉 149 公升的量。也就是每人每天 3.8 杯的咖啡。[64] 當我在撰寫此書時，我每天的咖啡需求量是 3 杯。

　　對大部分的人而言，這已經成為晨起的固定模式了:起床、煮咖啡以及上廁所。「早上喝咖啡讓您大號通暢無憂慮。」我的一位死黨說得比這個更露骨:「我可以準確地預告我大號的時間:就是在喝完第一杯咖啡的 5 分鐘後。」

關於咖啡，這個推動我們社會往前邁進的飲品，已經有許多的討論了。一方面，我想要不飲用這個興奮劑，來度過我的一天；但相反的，沒喝咖啡，工作效率不怎麼高。連我自己，也陷入矛盾之中了。這情形有點像潘朵拉的盒子，一旦開始嘗試喝咖啡，並且已經習慣喝咖啡了，就很難長期地戒掉喝咖啡的習慣。對健康的人而言，喝咖啡不會有什麼大問題。長久以來的迷思，都認為咖啡是不健康的。然而，最近對咖啡的研究，卻解除了這個警報：只要不是正在懷孕的孕婦，或者有高血壓或是消化毛病的人，都能繼續享受喝咖啡的樂趣。

當我們有消化困擾時，為什麼我們應該要減少喝咖啡呢？其理由有二：

1. 咖啡因會引起壓力。長期感覺疲憊的人，甚至是罹患腎上腺疲勞的人，這類人若喝咖啡的話，很快會陷入情緒低落的情境。咖啡因是一種興奮劑，會在身體裡引起反應，這種反應和處於壓力情境中的情況類似。若是下午喝咖啡，刺激的反應可能持續到夜晚，因而傷害睡眠的品質。我們已經知道，壓力和睡眠障礙，與消化病症有直接的關聯性。

2. 咖啡因對消化運作會產生刺激的作用。體質敏感的人，咖啡因會導致其腹部抽搐、脹氣以及腹瀉等後果。那麼，您就不要喝黑咖啡，而可以喝拿鐵瑪奇朵之類的咖啡，但這種咖啡裡所加的牛奶，含有乳糖成分，可能會導致您的脹氣現象。此外，咖啡因會使我們的括約肌鬆弛。這會導致什麼後果，您可以猜 3 次。

以上所描述的副作用，不僅適用於咖啡這種飲料，也同樣適用於綠茶和紅茶。綠茶和紅茶因含有咖啡因，至少在理論上，因此會對消化運作會產生和咖啡類似的效用。在實務上，特別是綠茶常被宣傳為替代咖啡的最佳健康飲料。不僅是綠茶所含咖啡因的刺激性較溫和，而且其對我們消化運作的影響也不那麼強烈。此外，也不是每個人都立刻會對綠茶的咖啡因產生反應。針對咖啡的疑慮，加拿大的科學家艾蒙地德‧艾爾蘇密（Ahmed El-Sohemy）的研究調查結果，給了我們飲用時的參考。2006 年在《美國醫學協會雜誌》（Journal of the American Medicial Association）上公布了他對咖啡的研究結果。[65] 他和其研究團隊調查了大約 2 千名有飲用咖啡習慣的哥斯大黎加居民，這些居民已經有過心肌梗塞的病歷了。調查結果是：每天飲用超過一杯咖啡者，咖啡只有對那些產生「咖啡因代謝趨緩者」，具有危險性。只要您規律地登錄飲食紀錄簿，對於您的身體會對咖啡因作何反應——您是否是因喝咖啡而提升您的工作效率，或者，您只感到心悸，很容易就能得知了。在飲食紀錄簿裡，您不僅登錄了您吃了什麼，還記載了您什麼時候喝了多少含咖啡因的飲料。一段時間暫時捨棄含咖啡因的飲料，不僅對您的消化運作是件好事，而且也對您身體健康有益。因此，雖然我已經從脹氣的困擾中解脫了，我還是規律地每隔一陣子，實行一個月不喝含咖啡因飲料的誡命。

若您在尋找一種能讓您充滿活力且又能助消化的咖啡替代飲料，我推薦您可飲用瓜拿納粉（巴西香可可）。這種來自亞馬遜的植物，被視作是超級食物，並且在其產地已是每日生活不可

或缺的必需品，同時，也是巴西國家足球隊贊助商提供的指定飲品。當地人信誓旦旦地認為瓜拿納是治療消化病症最好的藥方，也可消除脹氣。作個自我實驗，試試看瓜拿納飲料的效果，絕對不會對身體健康造成任何傷害的。

酒精

下次有人給您一杯助消化的烈酒時，您可以予以婉謝。這種烈酒根本無助消化。瑞士科學家在這項「乳酪火鍋的研究」中，想找出酒精對消化運作的影響效果。調查實驗是這樣進行的：提供受試者有 32% 脂肪含量的乳酪火鍋。還提供這組受試者紅茶飲料，並且在這頓乳酪火鍋大餐後，接著提供他們水喝。另一組受試者，則在用餐時佐以白酒，並且餐後給予酒精濃度 40% 的助消化烈酒。之後，兩組受試者都要接受胃口以及胃排空所需時間的測量。該研究結果，對於依賴消化烈酒幫助消化者來說，是種震撼：酒精組的胃排空速度，明顯較緩慢。沒有明顯證據顯示，葡萄酒與烈酒有助消化的效果。這裡還是有個小小的安慰：酒精組的胃口，與另一組相較，明顯低很多。那麼，可以這樣說以試圖掩蓋酒精的無效用：若不是酒精的高熱量，喝點酒應該可以有助減肥喔！

酒精可以讓氣氛變得較輕鬆、讓人拋開拘謹變得健談些，以及比茵卡・包瑟（Inka Bause）*的情歌以及上薇拉・英特薇恩（Vera Int-Veen）**的節目，更容易脫口說出愛的告白。

＊譯註 德國流行樂歌手、電視暨廣播節目主持人以及演員。
＊＊譯註 德國電視節目主持人暨德國電視節目製作人。

在朋友聚會的場合，提供點酒精飲料，也十分受到歡迎。在聚會時認識的萍水相逢的朋友，只要 5 杯啤酒下肚後，都會突然間變成您最好的朋友。然而，酒精也有不光彩的一面。它會損害腸道的蠕動、阻礙重要營養元素的吸收（特別是維他命 B 群、維他命 E 以及維他命 A），並且可能會導致腹瀉以及嘔吐。但是，不用害怕：一周喝 1 小杯的葡萄酒是一定不會導致腹瀉以及維他命 A 匱乏的情況。但也不要誇張地認為，酒精對健康並無負面的影響。首當其衝受到酒精影響的是消化道，也許，下班後的小酌，就已經對腸道來說，是太沉重的負擔了。因此，您自己要知道，酒精類的飲料不僅可以讓氣氛變得輕鬆，而且也可能導致脹氣。尤其是，含糖、含碳酸以及含酒精的雞尾酒，再加上一根吸管啜飲，這是對消化運作以及健康來說，最糟糕的飲料了。若捨棄酒精性的飲料，看看有這麼多的好處：若無放蕩的狂飲，那麼您隔天早上，就不會有宿醉的頭疼以及啤酒屁的現象發生。血液中不含酒精時，這時的愛的告白，會更浪漫些。

❖ 不得不大吃大喝時怎麼辦？

有人稱它為放縱日，另外有人稱其為「例外」。我稱其為「聖誕節症候群」。這種說法是用來描述那些情況，那些全然不能控制的情況。當遇到以下這些情況：這些東西實在是太好吃了（鹹的、高油脂、甜的等等食物──最好是多鹽、高油脂以及多糖混合的食物）；外婆又煮好吃的東西了；或者是，真的是聖誕節到了，是可以偶爾放縱大吃一番。值此之際，就入境隨俗

一下，若還想著要實行低產氣飲食，那簡直就是自虐了。老實說，偶爾大吃大喝一頓，真是他媽的爽啊！我每個月，大概會有 2 ～ 3 次這樣放縱自己大吃大喝。這些例外的情形，在協助我們要長期堅守健康的飲食習慣時，特別具有效益。在這種破戒的大吃大喝後，若您產生消化不良的情形，那麼，您將不會再重蹈覆轍地大吃大喝了。我在這裡，要提供 5 個最好的祕方，來應付這些例外的情況，以使腸胃不會因此而出大毛病：

1. 多喝飲料

我猜測，您在這種時節裡所吃的食物，大部分是特別鹹的食物。食物製成品和外送的食物，基本上鹽的含量，都比我們自己烹煮的菜餚來得多。因此，這些食物對於我們這些遺傳自石器時代的身體來說，顯得特別美味。在古老的時代，鹽——更精確地說是含鈉成分，是稀有物，因此，我們的身體，對於古老的稀有物，發展出一種特別的偏愛。

因為鹽和水有連結，所以要防止過鹹的食物對腸胃造成損害，多喝水就顯得至關重要了。基於自身的經驗，在這種日子裡，我推薦您泡壺綠茶，一天當中分次飲用，除非您不能喝含有咖啡因的飲料。這種飲料會對消化產生刺激性，並且能促進吃進的食物很快地消化。還有，在冷綠茶裡，擠點檸檬汁以及放幾片新鮮的薄荷葉，味道會更棒。

2. 盡情享受吧！

依照低產氣飲食的生活，還是會發生意料中的失誤，其主要原因在於想要放縱地享受一下。我們的動機是要達到最大的

滿足感，此滿足感又會影響我們的心理狀態，以及促使我們長期保持健康的飲食習慣。那麼，就找一天，放下愧疚感，好好地大吃大吃一頓吧！

3. 藥泥與活性碳藥錠

持續地服用藥泥和活性碳藥錠，是沒什意義的。但是，有幾次在我縱情大吃大喝之後，腸胃鬧革命時，藥泥和活性碳藥錠拯救了我，使我免於繼續受折磨。藥泥和活性碳藥錠不僅僅只是用來美白牙齒以及保養皮膚，也對身體的內部器官，有所助益。藉由調整體內酸鹼均衡並且吸附體內不受歡迎的物質，因此他們能夠藉此協助消化道的運作。雖然藥泥和活性碳藥錠所具有的功效，尚未有科學的證據支持，但依我個人的經驗而言，他們給我的印象都是正面的。然而，在服用藥泥和活性碳藥錠時，還是要注意，不能和其他藥劑一起服用，因為他們可能會減損其他藥劑的藥效。

4. 膳食纖維

當我們依照低產氣飲食生活時，試著不要攝取過多的膳食纖維，但在某些大吃大喝的日子裡，額外吃一小份膳食纖維類的食物，對於消化運作還是有所幫助的。因為有些經典的美食，看不出是高纖維含量的食物（例如：冰淇淋、披薩以及洋芋片），放縱自己暴飲暴食這類食物後，可能就產生腹瀉，或是便祕的現象了。為因應這種節慶的暴飲暴食而產生的「聖誕節症候群」，我們必須也要比平常日子，多攝入些膳食纖維。因此，我建議早餐要有豐富的膳食纖維（例如：有

全穀麵包、蔬菜以及豆莢類），這樣接下來的一天，都會神清氣爽地度過。

5. 身體要動一動

當在我肩上的小惡魔唆使我懶散地躺在沙發上，我還是會強迫自己在大吃大喝後的那些日子，去履行我飯後的義務活動，散步個兩圈。就在我們的消化道被食物塞滿時，還昏沉沉地躺在沙發上，這是十分糟糕的情形。我們所熟知的是聖誕節假期，也會發生類似的情形：在此節日裡，會肆無忌憚地大吃大喝，並且唯一會起身走動的時候，就是為了要拆開聖誕禮物的包裝，而走到聖誕樹前面而已。飯後到底要做些什麼活動，才能幫助消化呢？我們舉個誇張的例子：飯後若作嚴格的體能訓練，肌肉強烈需求能量，能量被迫提供給肌肉使用，因此食物的消化運作沒有能量的協助，而無法好好地被消化。在此情形下，就常會產生打嗝、脹氣以及腹瀉的現象。在飽餐一頓後，想要有最佳的運動成績，那不僅是不可能的，而且也是不健康的。您一定也知道，這是個錯誤！然而，15～30分鐘的散步，正是您在這種節日裡所需要的活動，剛好能稍微化解消化道內的堵塞情形。

運動

真希望您能夠看到，我是用什麼方式在撰寫此書的：我把燙衣板當書桌並站著工作，上面放著筆電，筆電下面墊著3本書。我之所以這樣做的原因，是因為幾年前，在一本男性雜誌

上看到這個標題〈久坐：最新發現的菸癮〉的文章。當時，我早就已經戒菸了，那麼，那時還要改掉的習慣，就是久坐了。

萊斯特大學糖尿病研究中心（Leicester Diabetes Centre）的艾瑪·威默特（Emma Wilmot）博士，從她在 80 萬人次的資料中，所得的綜合分析結果顯示，我們有 50% ～ 70% 的時間，都是坐著度過的。這一點都不奇怪，坐著的生活方式，在人生的初期階段，早就已經開始了。當我們還是孩童且在學校裡上課時，我們就必須在課堂上，安靜地坐上幾個鐘頭了。到了上大學後，情況還是一樣，我們坐在階梯教室裡、坐在討論室裡、坐在圖書館裡以及坐在家裡的書桌前。終於完成學業，告別了學生生活，我們換成了上班族的辦公室生活。不變的是，我們還是坐著。威默特博士和她的研究團隊，在其 2012 年所發表的研究報告中，不僅發現我們坐著的時間太多了，而且還證實了久坐會增加罹患糖尿病以及罹患心血管疾病的風險。[67] 更有趣的是，研究人員發現，在辦公室坐了一天後，不論晚上有沒有去運動，罹患糖尿病以及罹患心血管疾病的機率，是一樣的。因為久坐覺得虧欠身體，因而在公園多跑了一圈，以作為補償，顯然是沒多大效用。

同年，另一項發表在《刺胳針》（Lancet）醫學專業期刊上的研究顯示，全世界的大腸癌患者的 10% 左右，發病原因可歸因於太少活動筋骨所致。[68] 這就是了。久坐的代價，不僅僅只是造成體位不正、引發背部毛病以及頸部僵硬而已。該研究已經發出警告了：久坐在舒適的辦公椅以及沙發上，會增加健康上罹病的風險。

每個人都知道，運動對於正常消化道的運作，是很重要的。中國有句俗諺是有它的道理的：「飯後百步走，活到九十九」。2011 年的一項研究，就是針對運動與消化的關係，所作的調查研究。研究員將研究受試者分成運動組與控制組兩組：運動組要去物理治療師那裡，並在其監控下，逐步增加運動量，而控制組則什麼都不做。對於這項研究的結果，您應該已經不會感到訝異了，那就是：與控制組相較，運動組顯示出，其腸躁症有顯著的改善。[69]

❖ 甩掉大肚腩

現在我們毫無疑慮地知道，在對抗脹氣的戰役裡，運動是何等的重要。然而，前述的研究報告結果，到底對我們的日常生活具有什麼意義呢？因為每天坐著度過了 10 個小時，所以每天要運動 1 小時，但這顯然無法彌補，我們久坐對身體健康所帶來的潛在危機啊？那我們到底應該要怎麼做？答案很清楚，那就是：

1. 盡量少坐著

可以使用站式書桌啊！您可以用下面的理由，來說服您的老闆添購這樣新的辦公家具：

- 較不會像久坐一樣造成疲憊懶洋洋的感覺。站式書桌可提高生產力與工作績效。
- 德國每年提供給每名企業員工 500 歐元有關疾病預防的經費，例如：添購站式書桌可以免稅或免除社會保險費。

- 員工較健康意味著：較少因病缺席的情形以及一種較積極正面的工作氛圍。

若您是在家工作的話，就像我這樣做：拿起您的燙衣板，將它調整到適當的高度，把它當成您的書桌使用。您不必馬上用這個站式書桌，或者是燙衣板，埋頭苦幹 8 小時，偶爾坐一下也是可以的。注意是偶爾喔！

2. 在日常生活中多製造走動的機會

- 若基於某些原因辦公室沒有站式書桌，或者是，您就是不可能站著工作的話，還是有解決的辦法的。您可以在日常生活中，多製造些走動的機會：

- 每 60 分鐘要站起來一次，並且四處稍微走走。例如：印表機不是擺在您旁邊，那麼您就必須站起來，去拿印出來的文件資料；或者是，起身去和在您樓上工作的同事聊聊，而不是用電子郵件的往返，作為溝通方式。

- 最基本可行的方式：走路去麵包店；騎腳踏車上班；爬樓梯而不是坐電梯；在火車或公車上用站著；並且寧願早一站下車，藉機多走一段路。

3. 規律的運動

規律的運動，在多方面呈現正面的效果：可以減壓、預防肥胖及其隨之而來的疾病，並且對身體有正確的認知感。10 多年前，許多不同的研究調查已證實，運動有助消除脹氣。[70 71]

然而，需要多少運動量才有效用呢？對此，學術界並未有一致的看法。世界衛生組織建議，每周運動量為：總時數至少

150 分鐘的中等強度的有氧運動（也可以選擇：持續 75 分鐘的密集體能訓練）。換言之，這種運動要能提供身體足夠的氧氣，以供身體消耗能量所需。對此，低強度的體能訓練，例如：慢跑，是最適合的運動了。世界衛生組織建議，每周至少要做 2 次的體能訓練，在此種訓練時，要能鍛鍊到大肌肉群才行。

超補償原則，是指身體的適應過程，其會使我們的身體，藉由體能訓練，會變得更強壯以及速度更快。但要達到該原則的最大效用，在每個訓練階段中間，要有充足的休息時間，並且注意身體的修復補償情形。那麼，身體應該要休息多久呢？這要視每個人的身體狀況，運動種類以及所鍛鍊的肌肉群而定。概略性的經驗法則是：若您大腿有肌肉痠痛現象，寧願再多休息一天後，再繼續進行訓練。並且在休息期間，可以多鍛鍊身體上半身的肌肉。若每周 150 分鐘的運動時間，在一次的鍛鍊裡就達成了，這也是無意義的。應該是，每天都作一點鍛鍊，鍛鍊到身體的極限處才對。因為，運動過度也可能損害身體的健康。我們誇張的這樣假設：若我們運動到我們的肌肉、關節、肌腱、神經系統以及心臟都沒有喘息的機會時，就是運動成癮症，我自己就親身經歷過，感覺壓力不斷升高、情緒暴躁不安、賀爾蒙失調、抵抗力很差以及是體重過輕的高危險群。因此，我建議，這樣運動就好：每周三到五次短暫的運動，應該就可以了。如果您是職業選手，或者，您想要成為職業選手，可以多多訓練。否則，請不要超過這個次數和並請量力而為。

❖ 運動導致放屁

我當時認為：「還可以再放兩片」，就隨手抓了兩個 15 公斤重的鐵片，放到大腿推蹬機上，並且把耳機裡的音樂調大聲一點。在坐到推蹬機上時，開始用我雙腿的力量以及猙獰的目光，使盡全力推蹬推蹬機之前，我還再次地深吸了一口氣。當時，我的健身夥伴也站在旁邊處於備戰狀態。若情況所需，她就會出手幫我，拿開過重的鐵片。當那 200 公斤重的儀器朝我的方向移動時，我深吸一口氣，並且緊繃肌肉。我把重量往上推壓，然後就這樣發生了：放了個屁。這屁還真是臭得可以啊！

我們已經認識了蛋白屁。健身愛好者常在飲食中，攝取大量高蛋白的食物，因此，運動員放屁的味道是可以想見的難聞，這只是一小部分的問題。為何健美先生以及健身愛好者會常放屁呢？這也是和他們每日飲食中，為了鍛鍊身體，所攝取的蛋白質的量而定。然而，在運動時，錯誤的呼吸方式，也會導致忍不住放屁的情形。錯誤的呼吸方式，這也就是周日在公園慢跑時，常聽到屁聲四起的原因。

我們運動績效的好壞，有很大部分取決於，我們是如何呼吸的。若您有機會提升您的運動績效，最好找個有經驗教練指導您，如何經由適當的呼吸技巧，將您的運動績效提升到另一層次。我在健身中心一再地看到和聽到伴隨著呼吸急促的不規律喘息聲。就算不是專家，都可以聽出，在這樣的呼吸情況下，是否能把氧氣運送到全身。不僅是脾氣暴躁易怒者，會吞下許多不需要的空氣，若運動員沒注意正確的呼吸方式，也會誤吞

空氣──重點就是，空氣進入身體，並且也會不知何時的再被排出體外。只要一點點的練習，就可以避免憋氣。在此，我提供您 3 項建議：

1. 試著了解好的呼吸技巧的重要性與必要性。例如：藉由前面提到過的 3 分鐘的呼吸練習。

2. 重量訓練時，從重量輕的鐵片開始訓練，並且把重心放在流暢的動作以及呼吸技巧上。

3. 練習腹式呼吸，這不僅可以改善氧氣的吸入，而且也可以讓身體平靜下來。

有個對大部分的呼吸練習均適用的經驗之談，那就是：肌肉緊繃時，呼氣；肌肉放鬆時，則要吸氣。

就算是死忠的啞鈴迷也知道全方位體能訓練的重要性，因而把體能鍛鍊的重心，放在整個身體的鍛鍊，不會僅只想把手臂肌肉鍛鍊得像座小山一般。也因此，瑜珈課程愈來愈受到大眾普遍地歡迎。就算是瑜珈課程被說成是有脹氣毛病者會參加的課程，無論如何，把這種東方的紓壓練習放到運動計畫中，還是有意義的。因為，瑜珈會讓您動作更靈活、維持心靈的平靜並且保有開放的心。

正確的呼吸還有一樣好處，那就是：可以防止吞氣症，進而預防大腹便便的脹氣，以及側腹痛。一旦習慣腹式呼吸法後，那麼在作跑步、踢足球或是打籃球等運動時，就不會那麼容易發生橫膈膜痙攣的情形了。

因此，對於有身體健康意識者，熟練呼吸技巧，是十分重要的事。以下將正確呼吸的重要性，濃縮成 3 項要點，以代替

小結：

1. 藉由有效率的呼吸，身體可充分吸收所需的氧氣，並且也可以提高工作效率。
2. 如同 3 分鐘呼吸練習一般的紓壓呼吸練習，可產生減壓的效果。
3. 正確的呼吸可以減少吞氣症與脹氣的發生。

第 3 階段：其他消脹氣的方法

您也許想問：「到底什麼是對抗脹氣的仙丹妙藥啊？」您的這個問題，我們現在將在這裡，以「其他」為標題，和您一起探討。我之所以這樣稱呼，乃是因為這些東西一般不過是，額外加上一點點，就有助於減少脹氣現象。實際上，它們也確實具有消脹功效，只不過光依賴這些東西的效用，因而繼續吃炸雞排、漢堡以及冷凍披薩之類的食物，那麼，這類具消脹功效的仙丹，其功效很快便會消逝。這時，就會有人問，為什麼這些廣告裡所宣稱具有的功效，怎麼都沒效呢？我以前也會這樣想，那時，我正遭受連番上陣的脹氣折磨。一直都信任昂貴的仙丹妙藥，仰賴它們對抗脹氣的功效，而不是痛下決心地改變我的飲食習慣暨生活方式。只要加上一點點這些香料，這些我馬上會介紹給您認識的香料，真的會產生幫助消化的效應。然而，煎豬排時，配上德國麵疙瘩，並且用上濃濃的奶油醬汁，此時，只加上一小撮孜然以及一小塊的生薑，其所產生的效用，是微乎其微的。

此處與金字塔圖形前面兩個階段——低產氣飲食法以及生活習慣不同的是，以下所要您執行的，並非是避免攝取會導致脹氣的食物以及改變您的飲食習慣，而是您可以額外加一點的東西。本書中，所有到目前為止所介紹的方法，除了一些小小的例外產品（例如：益生菌），都是免費的。低產氣飲食法，只不過是您日常生活裡要實施的正常飲食。所需的飲食紀錄簿，您可以自己畫，或者免費從這個網站 www.janrei.de/das-pups-tabu-downloads 下載。3 分鐘呼吸練習，只花您一半的廣告時間。那個楊所給的站式書桌的建議，也是一毛錢不用花，先決條件是，您家有燙衣板，或者是類似的物件。

這部分「其他」所介紹的東西，有時十分昂貴，有時非常便宜，需要額外的花費。因此，我將在以下的篇幅中，明確地告訴您，是否這個東西是真正有必要購買。請您要相信我，因為，我幾乎都試用過了這些東西，這些聲稱具有對抗脹氣效用的東西。而那些我沒試用過的東西，我也都仔細地研究過了，藉由詢問專家，或者是詢問有使用經驗的人。若是我表示過某樣東西是無效的，因而惹火某些人，那也是有可能發生的。最後我想大聲說出來的是，昂貴的東西最後證明是無效用的。然而，我們還是從一些正面的事物開始吧！

香料與藥草

以前，我曾有次問我外婆，世界上最好吃的巴西黑豆燉肉焗的祕密材料有哪些，我外婆說：「要用滿滿的愛來烹煮」。接著她補充道：「還有孜然」。香料有其悠久的傳統——不僅

是指外婆所使用的香料。不論是受良好教育的德國市民家庭廚房裡所製作的德國酸菜裡，所加入的杜松子與葛縷子的香料，或是印度的豆泥裡，放入精心調製的咖哩混合香料，都具有其各自的特色，香料與藥草已成為我們最喜愛的佳餚裡，不可或缺的基本要素了。它們就是製造夢幻佳餚的推手。它們不僅可使食物成為色、相、味俱全的美食，而且本身還具備許多有益健康的功效。待我一一道來。

　　幾年前，我第一次上一家尼泊爾餐廳吃飯，飯後走向出口之際，隨行友人和主廚一起走向我。那位面帶迷人微笑的主廚，他給人感覺就是非常熱愛他工作的那種人。他問道，我們是否想要嘗試一種東西，一種能讓呼吸有種清新感，同時，也對我們消化運作有助益的東西呢？說話的同時，他指著他手裡的金碗對我們示意。在我問道：「這是什麼？」之前，我的手好像有自己的意識般，早已準備要拿湯匙嚐嚐了。這位主廚解釋道，這是一種由茴香子、八角、小豆蔻以及其他香料所調配成的混合香料。他補充道，印度餐廳普遍都有這種混合香料，也稱為潘馬薩拉。雖然我已經算是常吃印度菜子了，但我還是頭一次遇到這種混合香料。那麼，我現在該說什麼呢？我當場嚐過那混合香料之後，確實感到整個人神清氣爽，並且口齒留香。並且也毫無困難地消化了那份厚實嗆辣的小扁豆佳餚。

　　香料與藥草含有香精油以及嗆辣的物質。在過去幾百年裡，許多飲食文化裡，都認為這些成分可以促進消化以及維持健康，而給予其很高的評價。現代的科學，也對香料對我們健康的影響，愈來愈感興趣。因此，2016 年有份研究發現，小茴

香和薄荷對於剖腹產所引發的消化病症有所助益，其療效和使用氫氧化鎂的標準治療療效是一樣的。[72] 2013 年的另一項研究調查顯示，小茴香可以減輕腸躁症病患的症狀。科學家證實，腸躁症患者的便祕、脹氣以及腹痛的症狀，有顯著地減少。[73] 藉由每天服用 20 滴的小茴香油，就可以達到這樣的效果。

數年前開始，我開始愛用許多不同的香料與藥草。特別是，當我要煮豆類或是包心菜之類的食物時，我就會特別多放一些香料。在烹煮豆子或豆科食物時，依據我外婆的祕方，一定要加小茴香。這個祕方，我也透露給我的整個親戚朋友圈了。並且，也收到了許多的感謝回覆。

菜餚中添加香料與藥草，最棒的是，它們不貴，並且也很美味。許多香料與藥草內含有的次要成分，歷經百年來的流傳使用，被證實具有促進消化的功能。同時，香料與藥草也成為低產氣飲食中的重要添加物。在購買八角和茴香子這類的香料時，我喜歡購買未磨原型的，要使用時，才將其磨碎，這樣一來，它們內含的香精油才不會因為久放而蒸發掉。而我不是個植物高手的好園丁。因此，我比較喜愛到處購買綑成一小把的新鮮藥草植物，偶爾也會買冷凍的藥草植物。以下您會看到有關香料與藥草的概覽資訊，這些香料與藥草是我認為每個重視消化健康的家庭，都會有的香料與藥草：

八角

八角子是最受歡迎的消化茶的一員，不僅可作為維持好身材的熱飲。在聖誕節小餅乾以及大鍋菜裡，八角的地位不容小覷，

它賦予每道有它身影的佳餚，一種難忘的特殊味道。

羅勒

羅勒的添加，讓每道麵食的味道，臻於完美。新鮮沙拉中放入羅勒，也會增添特殊的風味。這種源於地中海的植物，因內含香精油，因為具有消除脹氣的功效。

小茴香

在探討過關於小茴香的研究報告以及透露了我外婆烹飪的祕方後，對於小茴香的資訊，似乎沒有可以補充的了。小茴香可被視為是黑胡椒一類[74]，並且是世人愛用香料的第 2 名，這不是沒有原因的。若您要烹煮豆科食物或是其他易引起脹氣的食物時，不能沒有小茴香。若您要在醬汁中放入小茴香之前，將它稍微煎炒到有點焦黃時，它會散發出一種濃郁的香氣。

茴香子

茴香子位居消化茶排名的第 2 名。茴香子可和其他香料組合成一種香料混合物，例如：潘馬薩拉。茴香子也是漢堡肉餅或是瑪芬蛋糕的最佳夥伴。

薑

在低產氣飲食的食物清單中，除了小茴香之外，薑是我第 2 喜愛的香料。這種黃色的球根因其香精油與嗆辣的元素（生薑醇/以及薑油）之故，對消化運作有一定的影響力，並且有助於對抗脹氣。若您下次要拜訪亞洲友人時，建議您要求一杯熱薑汁加檸檬草以及蜂蜜——真是夢幻組合的飲品啊！就是在自家

廚房裡，您也可以用薑這種香料，變化出多樣的食用方式。將薑切大塊，並且倒入熱水，這就完成了寒冷日子裡，最具驅寒效果的熱飲了。將薑切碎成薑末，就是很棒的沾料。將薑切丁，和米或藜麥一起煮成粥，將會賦予這些穀類一種芳香的味道。

洋甘菊

過去一百年在德國出生的嬰兒，也許都喝過許多的洋甘菊茶了。因為洋甘菊不僅可幫助消化，而且也有助睡眠。

小豆蔻

在順勢療法的圈子裡，小豆蔻基於其香精油的成分很高，被視為是健胃整腸最具療效的香料。我們德國人會知道小豆蔻，主要是因為聖誕節的緣故。因為聖誕節必備的德國薑餅以及香料薄餅乾中，最基本的香料就是小豆蔻。

葛縷子

葛縷子是德國人最愛的茴香——八角，葛縷子香料茶中的第 3 樣香料。但請勿與孜然混為一談，兩者在口感上有明顯的不同。

薄荷

薄荷會讓平淡無味的礦泉水，增添一番新風味，其不僅是能讓佳餚產生清新感的元素，同時，也能消除腸胃病症的抽搐現象。

肉桂

肉桂也能助腸道消化。購買時請注意，勿購買中國肉桂，而是要買錫蘭肉桂。後者含有微量以及讓人安心的香豆素成分。這種成分，就是讓肉桂備受批評的成分。

保健食品

　　如同保健食品的名稱就已經告訴我們了，其為我們日常飲食的補充品。也許有人會這樣想，這麼普通的產品，就不需要另闢專章，特別說明解釋了。然而，有為數不少的人，寧願相信保健食品的藥丸與藥粉之類的產品，能確保自身的健康，而不信任均衡的飲食。只要吞下許多不同的化學合成的保健食品或是天然物質的保健食品，就完成對身體健康的保證了。服用某些保健食品，對身體健康的維護確實是重要且有意義的。例如：依據國家飲食研究（二）的研究顯示，有85%的德國人未達維他命Ｄ的建議攝取量。其可能導致的結果，是十分可怕的。許多的研究顯示，維他命 D 缺乏，有較高危險會罹患骨質疏鬆症以及其他的病症。

　　依據國家飲食研究（二）的研究顯示，令人震驚的是，大部分的德國人（近80%）葉酸鹽的攝取，未達建議攝取量。特別是懷孕前以及懷孕中的婦女，若缺乏葉酸鹽的營養，會導致新生兒罹患神經管缺損的機率增加。

　　因此，對於重要營養素足量的補充，對身體健康的維護來說，無疑是非常重要的。然而，在此，我們還必須論及那些產品，那些吃了沒啥效用的產品，但最糟糕的情況是，吃了會傷身的產品。那些無效用的保健品，多如海底沙，到處都可買到：藥妝店、藥局、健身中心以及網路商店，並且有時在店裡的櫃檯，可洽詢購買。在這些養生製劑的背後，所使用的策略，大都如下面的步驟：

1. 服用膳食代餐，當然會宣傳其含有「所有」重要的營養成分。

2. 運用精緻巧妙的行銷手法，強調服用該保健品的好處多多，計有：維持窈窕身材、穩定情緒並且省時。

3. 你猜對了！那就是：一種新的神奇的膳食食品誕生了。

保健品的宣傳手法，千篇一律都是這樣的。新保健食品的製造商，會先暗示他的顧客，應該要減肥了。這些製造商給他顧客的建議，不是這些：「您要吃的健康一些，並且多做些運動」，而是：「我們負責讓您減肥成功」。賓果！人們最愛有人替他們負責。過往，這是媽媽會做的事，並且，現在也應該一直這樣繼續下去。就算是這種新的保健食品真的具有神奇的減肥效果，剩下待克服的事是，它那種淡而無味的怪味道，以及這個疑問：要服用多久？以及要花多少錢？

以上所述的這種現象，不僅僅只存在於減肥食品產業。常常是，同樣的製造商同時生產許多消除小病痛的不同產品。其所奉為圭臬的生產原則似乎是：「多元化的商品優先於質量」，就如同義大利的外賣餐點一樣，其亦提供印度的、亞洲的以及德國的外賣餐點一樣，除了生產保養品和助消化的食品外，也生產減肥商品。這些商品一律都是依照這個原則：「您可服用這個商品，並且一切照舊生活，就可以達到您想要的效果了」，來做廣告宣傳。

這種宣稱具有神奇效果的粉末以及保健品就是許多人在短暫減重成功後（若沒有比減重前更胖的話）復胖的主要原因。若不繼續服用這些宣稱具有神奇效果的產品後，消化道的毛病

就會和未服用前一樣，讓人大傷腦筋。可見，這些宣稱具有神奇效果的產品，並非都能達到其預期的效果。當然，一定也有些保健食品是真正的有療效。然而，您知道有多少的保健食品是真正具有長期的療效？

這些宣稱具有神奇效果的減肥產品或保健食品所引起的基本問題是什麼呢？以下就最主要的 2 項要點做評析：

1. 保健食品幫我們擔負了我們自己應盡的責任

在中歐的冬季期間，因為日照少而導致我們身體缺乏維他命 D，這是我們無法改變的事實。然而，有許多其他的小病痛，是我們自己應該要負起責任的。穿上最喜愛的褲子，但卻感到緊繃不舒服，此時，我們不應該馬上去服用減肥粉末，而是誠實面對我們飲食中的錯誤，並且用堅強的意志力，長期力行健康的飲食，以克服肥胖問題。若是臭屁讓我們感到困擾，我們需要的通常是益生菌，不是保健食品的藥錠，而是長期有效率的調整我們的飲食以及生活方式才對。

2. 大部分的保健食品的效果，並未非針對原因

那些常責怪醫生只在治療上做了些小小的表面處理的人，常常就是拼命塞保健品到肚子裡的人。這真是矛盾啊！那些讓您在這個夏天一下子瘦了 3 個尺碼的保健品，若長期服用，可能後來會讓您的身材大上 4 個尺碼，因為，這些保健品並是非針對體重過重的原因而研發製造的，所以只能產生短暫的減肥效果。另外那些服用後就可馬上減輕脹氣現象的保健品，在停止服用後，脹氣現象又復發，這種保健品亦不是針

對脹氣而研發製造的，所以只能產生短帳的削減脹氣假象。

在我們進一步探討那些真正對消減脹氣有助益的保健品前，我還想透漏給您這些資訊，那就是：那些保健品在過量服

會導致消化毛病的保健品

- **含鎂製劑**

  只要額外服用一點點這種微量元素，就有可能導致敏感體質者腸胃毛病。

- **含鐵製劑**

  鐵的補充保健品常導致便祕或其他腸胃毛病。

- **蛋白質粉末**

  如您所知，含硫化物的氨基酸會產生噁心的臭屁。對此，特別是乳糖不耐症者無法消化蛋白粉，因而導致脹氣現象。

- **甲基硫醯基甲烷**

  是一種有機硫化物，常被推薦為皮膚與頭髮的營養保健品。當我有因運動引起的關節病痛時，我才會服用這種保健品，並且效果不錯。基於其含有硫的成分，所以因服用此類保健品而放臭屁時，也不要覺得驚訝。

- **膳食纖維的保健品**

  若從保健品中，攝取額外的膳食纖維，因而造成過多的脹氣現象，這是不足為奇的。

- **含糖醇的保健品**

  前已述及，大量的糖醇，如：木糖醇，會導致消化出問題。糖醇常存在於維他命藥錠、無糖口香糖以及減肥產品中。

用，或是不該服用時，可能會導致脹氣現象。若您要服用此類保健品時，您應該要先向您的醫生諮詢，探詢是否真有必要服用此類保健品。否則，未諮詢醫生就擅自服用保健品，可能產生這類保健品就是造成您產生病痛的主因。

❖ 有效果的保健食品？

最有效果的保健品，您已經在低產氣飲食那個章節中認識了，那就是：益生菌。此外，我自己也拿了許多保健品做了自我人體實驗，並且想要向您在以下的簡短篇章中介紹，那些我已證明是有效果的保健品。

❖ 消化酶

有許多人喜歡額外服用消化酶製劑。以往，在我脹氣十分嚴重時，當然也無法避免地要試試這些消化酶製劑，特別是針對含有脹氣成分豆科類食物的消化酶製劑。我必須承認：它們確實有效！然而，我不想要長期吞這些消化酶製劑——因為對於這類製劑與其他食物之間，可能產生的交互作用，我們知道得還是太少。

對於那些不想放棄額外攝取消化酶的人而言，也有一些攝取天然食物的好方法。例如：木瓜子含有蛋白分裂成的木瓜酶酵素。可以生吃這些木瓜子（可以取 1 ～ 2 茶匙的木瓜子，和著木瓜果肉一起入口咀嚼），或是把木瓜子曬乾保存。曬乾後的木瓜子，可以放入胡椒研磨器內研磨，並且當作異國香料使用。

奈及利亞的研究員的研究發現，木瓜子對孩童有寄生蟲感

染情形時，具有良好的治療效果。該研究調查了 60 名孩童，其糞便顯示這些孩童腸道內有寄生蟲。研究員給予其中一半孩童，木瓜子萃取液和蜂蜜的混合物治療；另一半的孩童則是蜂蜜安慰劑。結果令人驚訝：用木瓜子萃取液治療 1 周後的 30 名孩童中，有 23 名孩童的糞便不再有寄生蟲的蹤跡。而使用安慰劑的控制組孩童中，只有 5 名孩童的糞便不再有寄生蟲的蹤跡。[75]

奇異果中也含有蛋白分裂成的酵素。奇異果酵素對人類消化運作的潛在效果，已在一項試驗中得到答案。在該項試驗中，研究員想調查，經由額外加入奇異果酵素，會對小腸裡的蛋白質消化，產生多大的影響。事實上，這種消化酶可以改善乳製品、含麩質成分、麥膠蛋白以及玉米蛋白的蛋白質消化運作。[76]

❖ **活性碳**

雖然有關活性碳的研究狀況尚不明確，但活性碳錠劑似乎幫助了許多人。在導致脹氣的物質被大腸細菌分解前，活性炭會吸附這些物質，並且藉由糞便將其排出體外。我自己也親自做了人體實驗，並且效果很好。

❖ **香精油與萃取液**

許多研究，其證實香料和藥草，對於消化運作具有正面的療效，都是以其香精油以及萃取液的形式來進行實驗的。我自己就曾以採自薑黃根所製成的薑黃素萃取液，以及採自茴香的香精油，來做實驗。我的實驗結果證實，薑黃素萃取液以及茴

香的香精油可以改善我腸躁症的症狀。

灌腸

　　在以前，我從不敢想像，我會自願地來次灌腸。當我還是個孩子時，我就對塞劑存有恐懼感，那麼，我怎麼能在灌腸後還活下來呢？雖然我受到嚴重脹氣的折磨，同時，有許多親戚朋友向我述說其灌腸的成功經驗，但我還是有好幾個月的時間，抗拒了以灌腸的方式，來解決我的痛苦。然而，突然有天，我想要感覺一下，溫水透過管子流入大腸，是種什麼樣的感受。而且，我想要親身體驗，這種古老的方式，是否真的對我有效，並且希望有這樣的感受：灌腸根本就沒有想像中的可怕嘛！

　　灌腸有許多不同的方式。在網路上搜尋了一番之後，我決定了使用附有沖洗器以及溫的藥草茶的灌腸方式。這種方式——不像浣腸水療不用離開家裡，並且在家中就可以實行了。另有些人偏愛咖啡灌腸法。如果您問道，若您用杯子喝咖啡，而不是用咖啡進行灌腸，這樣是否有錯過什麼時髦的東西嗎？沒有！請您勿用咖啡灌腸！咖啡灌腸有可能導致悲劇收場。以往，咖啡灌腸，已有引起敗血症[77]的例子，甚至是因咖啡灌腸導致的死亡的情形。[78]我也無法解釋，為什麼恰好是咖啡可以當作灌腸的液體。

　　灌腸常被當作是治療便祕、腸胃毛病、過敏以及其他病症的方法。究其理由，在第一眼看時，似乎是合乎邏輯的：大腸應該用水沖洗，藉此排除其內未消化的剩餘食物以及殘渣。一般認為，灌腸應有的效用是：灌腸應該有助於消化道，再次

百分百地發揮其消化功能。那時，我也十分好奇，想知道是否灌腸對我脹氣現象的改善，也具有正面的效果。那時，因為我不能小看灌腸對我消化會造成怎樣的後果，因此我選了個星期日，作為我的灌腸日。那時，我消化的病症幾乎都快要消失了，但我想要用這個額外加碼的灌腸方法，將我最後的消化小困擾一併清除殆盡。

那天，我在灌腸器裡裝滿了所需的液體，並在其底部抹上了油，然後就進入浴室。將灌腸器放在浴缸邊上，灌腸器放置的位置必須要高一點才好讓水流下來，然後我才就定位。我採取背朝下的仰躺姿勢，這樣我就可以稍微大腿彎曲，並且把雙腳張得比臀部稍微寬一點地放在地上。抹上了椰子油的灌腸器底部，毫無困難地放入肛門。當灌腸器的閉鎖裝置一被打開，我立刻就感覺到那溫熱的液體。大約有 1 公升的茶，經由那個塑膠管流入我的身體裡。那種感覺不會感覺不舒服，而是很奇特。幾分鐘之後，灌腸器空了，我的大腸滿載液體。我為我已經完成灌腸的程序而感到高興。並且剛開始時，我自己也對這個過程感到很滿意。然而，這樣的寧靜並未維持很久。在我躺在沙發上大約半小時後，期待中的效果出現了：肚子裡的水想要出來。我帶著脹滿水的肚子衝進浴室，這不是那個星期日最後一次衝進浴室。

這次灌腸經驗帶給我什麼反思？在剛開始的雀躍——以為我已經克服了童年時期的塞劑創傷，並且可以談論有關灌腸的議題時，但很快地幻滅的感覺便蔓延開來。好吧！我承認，那天我雖然跑了很多次的廁所，感覺也不是真的很糟糕。但是，

就是沒出現那個期待中的效果。甚至出現了完全相反的反效果：在灌腸之後，我的腸胃毛病又再次出現，並且情況比之前更糟糕。時至今日，我才知道，我們的大腸會自我清潔，它不需要經由肛門的水療法方式，來協助灌腸。若是大腸需要此類的協助來灌腸，那應該是進化過程的異常發展吧？水對我們來說是有益的，也是重要的。但應該是要以正確的順序進入人體：經由嘴和大腸，最後進入細胞內。

　　若致力於灌腸的討論，很快地您就會發現，不管是贊成或反對的一方，都必須苦戰一場。是否還記得遵守誡命的全素者以及極端保守的雜食者的討論議題嗎？這類議題都是這樣：它們大都在終止在信仰與教條之間。在灌腸議題的討論上，也不例外：贊成灌腸者，偏愛採用此種古老的方法，來解決腸胃的毛病，並傳播著這樣的訊息，每日進行灌腸，會對腸胃病症帶來治癒的療效。所有對於灌腸的批評都會被斷然地否決。反對灌腸者堅信，根本就不需要灌腸。雙方都覺得自己有理，並指責對方的無知。這些可以在網路論壇中看到，贊成者與反對者雙方的各說各話與雞同鴨講，一直到停在一堵牆前——這是條不通的死巷，請回頭。

　　真相就在兩造雙方中間的某處，並且每個人都必須自己做決定，他是否想要灌腸。然而，我是不建議灌腸。我也找不到任何理由，把灌腸誇大宣傳成是解決消化毛病的基本治療法。雖然只有小小的可能，會在灌腸後，產生嚴重的負面效果，但還是要盡可能地知道，灌腸可能遭遇的風險有哪些。2011 年在《家庭實務雜誌》（*Journal of Family Practice*）發表的一篇文章

裡，列出了灌腸可能產生的副作用：[79]

- 抽搐
- 脹氣
- 噁心感
- 昏昏沉沉
- 嘔吐
- 電解質不平衡
- 腎衰竭

　　每個人可以相信，他想要相信的。對某些人，灌腸是有用的，但對另外一些人，則無效。但讓我生氣的是，類似這些標題：「灌腸總是有效的」。特別是，那些網站恰好是靠販售那些網友所需的產品維生，並且還提供另類的「全營養諮詢師」的訓練課程。這些網站只是恰好提供這些產品與課程。

　　若您自己想要嘗試一下灌腸的效果，最好先參考專業醫生或是自然醫學療法醫生的意見，那些與販售灌腸藥劑無關的醫生的意見。以下是我提供給您的，關於灌腸方面，您還應該要知道的一些資訊：

- 灌腸時，液體並非流經嘴－胃－小腸－大腸這條自然的通道。液體是直接衝到大腸裡。這意味著：灌腸不可用不乾淨的液體，或是太燙，或是太冷的液體。特別是，不可用咖啡來灌腸。
- 灌腸可能導致腸道菌叢的生態失去平衡，並且因此引發一些消化病症。
- 灌腸可能產生依賴性。有些人雀躍地陳述，他們無法沒有灌腸，否則無法上大號。這些人應該要馬上就醫治療。

・若您在灌腸後，感覺整個人昏昏沉沉的，您必須馬上就醫看診。這絕對不是什麼正常的排毒現象！

　　我認為，採用灌腸方法最大的問題出在盲從。就像前述已經提到過的減肥仙丹，用灌腸的便宜行事的方式，來解決腸胃問題，而非自己扛起責任，徹底在自己飲食以及生活方式，做一調整。沒有人會毫無理由地進行灌腸。不要期待，可以藉由灌腸清空腸子，因您正用水來淹滿腸子，而非清空，您應該是要好好探究造成您腸胃不適的真正原因，並且對症下藥才是。

第五章

自然生理反應是
不懂繁文縟節規矩

「不要害怕完美，因為你是永遠無法達到的。」

———薩爾瓦多・達利（Salrador Dali）

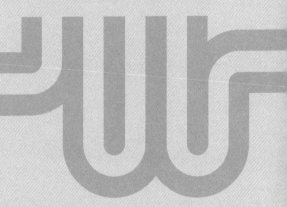

您已經成功地將低產氣飲食法融入您日常的生活中了，並且遵行本書中所提供的祕方而行，但您還是不時地不自禁地這裡放個屁，那裡又漏放了個屁。這是非常正常的現象。因為，在生活中，要完全不放屁，是不可能的事，而且也可能是不健康的。低產氣飲食法中的低字，不僅指減少會導致脹氣的食物和飲食習慣，也是指降低放屁的頻率。低產氣飲食法的目標是身體達到一個少放屁與低脹氣的正常狀態，而不是完全避免脹氣現象。完美從來就不應該是對自然生理反應的要求。

有次我在一個小眾場合演講時，不小心放了個屁，於是造成了這個章節的誕生。應該大家都曾經歷過這些情況，在這些情況中，產生脹氣現象讓人特別感覺到無地自容。雖然，演講時，聽眾並未發覺我正努力地憋屁，也未聞到我已經放出的屁味，但我仍感到一陣尷尬，並且頓時無語地杵立當場。更遑論這種令人感到丟臉的狀況，竟然是發生在和女朋友在做愛時，並把整個激情的氣氛給破壞殆盡。要如何在這些不適合放屁的場合放了屁，而且還能若無其事地應付自如，讓我利用以下篇幅，向您娓娓道來。

大肚腩無國界

2012 年瑞典一項研究結果顯示，62% 的機師抱怨常發生脹氣現象。[80] 機師常需克服的身體不適症狀中，脹氣排名第 2 位——單單抱怨有睡眠障礙困擾的數字更多（71%）。為了做比較研究，研究人員選了一種也是久坐的職業，來做比較研究，那就是：辦公室雇員。接受調查的辦公室雇員中，有 40% 的人

表示，經常感到脹氣現象。雖然這個比例也很高，但和略超過2/3 有脹氣現象的機師相較，這個數值又明顯地低了許多。研究還發現機師這行業，最常發生的身體不適症狀——睡眠障礙和脹氣之間，具有某種關聯性。睡眠愈缺乏並且睡眠品質糟糕的機師，將會增加其消化病症發生的機率，但在辦公室雇員身上，卻未發現此種關聯性。

除了睡眠障礙外，還有另外一些已知因素，會造成脹氣現象。一方面，機師在起飛前，除了有短暫的休息以及機外檢查外，每天有許多鐘頭，因為開飛機之故，都是坐著的。另一方面，飛機上的餐點並不都是對消化很理想的食物，再加上，機師們在起飛和降落時，常要全神貫注地繃緊神經。就算不是您自己親自駕駛飛機，您坐在飛機裡，因為艙壓的關係，您也有可能感到腹脹的作用。在飛機在爬升過程，但尚未達到預定的飛行高度時，您就覺得比平常坐在飛機裡還想要放屁好幾倍。艙壓確實對於這種現象是有影響的：高度愈高，壓力會減少，則氣體愈容易擴散。同理，我們體內的氣體，也愈容易排出體外。雖然，工程師所製造的新式飛機機艙，讓我們雖然是在 1 萬公尺的高度，從 A 往 B 飛，卻感覺好像在 2500 公尺的高度飛行，但身體的感受還是和在地面上不同，所以會引起脹氣。[81] 在高空中，脹氣現象會增加，絕非天方夜譚，而是可以解釋的生理現象。地表的壓力是 760 托，飛機內的艙壓式 565 托（大約等於 2500 公尺高度的壓力）[82] 為什麼脹氣在飛機上特別地令人難受呢？理由如下：

1. 和一群陌生人置身在狹窄的空間裡。

2. 馬上會聞到自己的屁味。

3. 鼻子裡一直聞到別人的屁味。

4. 再加上，在狹窄機艙裡循環的空調，增強了屁味到處擴散的效果。

解決機艙內屁味的方法之一，是穿著皮褲。讓我們大家都誠實地來談一談：我們不是都想要盡可能地穿著舒適的衣物，來度過這段不舒適的飛行期間嗎？此外，穿上皮褲，不是就會馬上被視為是機上放屁者而露餡了嗎？！

就算不穿皮褲，也可以避免在飛機上產生脹氣或放屁的情形。建議，在旅程出發前，預先讓消化道對於機艙內改變的氣壓做準備。重點就是：依照低產氣飲食法飲食。然後，就是要注意在飛機上的餐飲了。1 小杯的啤酒或是氣泡酒，也許是很誘惑人的，但在飛機上飲用氣泡飲料，絕非好主意。若在地面上飲用碳酸飲料，已經會引起您的脹氣了，那麼在 1 萬公尺的高空，它導致您脹氣的效力，更是會變本加厲地釋放出來。

飛機製造商也可以針對在高空中，產生的太多的氣體，做出更主動些的改善措施：有篇文章的作者群，用了這個相關的標題〈飛機上的脹氣：別讓它困擾您〉，文中建議道，可在飛機座椅內，置入活性碳，作為是濾淨空氣的工具。不然，機上乘客對屁味的抱怨，將如病毒一般，在很短的時間內擴散開來，逼得其中一位乘客不得不將抱怨寫在一張餐巾紙上，其上寫道：「我不知道，是否能請您廣播一下。如果您可以廣播的話，請您告訴那位坐在第 10 排到第 12 排之間的放屁乘客，他應該要去看醫生了。因為他可能的了肛門癌了。」[83]

在作愛時放屁：毫無情調

性愛是非常奇特的。當我們在做愛做的事時，我們把自己降格為原始的動物，而那些動物的習性，是我們平常試著要掩飾的。當被性衝動所驅使時，我們會忘了要有好的行為舉止，因而有咒罵、抓掐、呻吟等行徑。但一個無害的屁聲，馬上會把我們拉回到現實。體液的交換是 OK 的，但身體所發出的一個微小的且自然的聲響，就是絕對的禁忌。這真是瘋狂啊！

在性交時所產生的屁聲，只是一種陰道的屁。因為陰莖插入陰道的動作，而被擠壓產生的氣體瞬間漏排出來所致。但這種聲響，甚至讓許多人感到丟臉。在網路世界裡，充斥著這些絕望的提問：「救命啊！我怎樣才能停止我陰道放屁呢？」非常簡單：禁止做愛。開玩笑的啦！說真的，您要放輕鬆啦！這種情形是非常正常的啦！

然而，若這屁並非來自陰道呢？若做愛時的屁，恰好又是十足令人作嘔的臭屁，那麼這個臭屁就可能成為這整個晚上的愛情殺手了。但，這並非是世界末日。以下就要提供給您需要注意的事項，讓您可以在做愛時避免脹氣與放屁：

1. 做愛的姿勢

有些做愛的姿勢，不可能憋屁不放出來。若您在做愛前，已經感覺到脹氣了，最好是避免一些會放屁的性交姿勢。特別是狗爬式性交與蝴蝶式性交的姿勢，一定會放出屁的，一定要避免這些姿勢。

2. 冷靜以對

誰宣稱，從未在做愛時憋過屁，要不是說謊，不然就是只有過一次性經驗。沒什麼比這個更糟糕的，那就是做愛時，腦袋還在不停的運轉，擔心何時會放屁。雖然避免那些會導致放屁的性交姿勢，可以有點幫助，但這並非是最好的解決辦法，因做愛時的變換姿勢，可以帶來性交的樂趣。就算是在魚水之歡的興頭，不小心放了個屁，還是有方法可以技巧的掩飾過去，或者，運用一點幽默感，來化解這種尷尬的情況。

3. 低產氣飲食

在此處，我還是要再次強調正確的飲食習慣。若您感覺難以啟齒，您不需要和您的伴侶提及有關低產氣飲食法。但是，一旦您依照這個飲食法，找出了您可以放心大膽的吃哪些食物而不會脹氣時，那麼，您也將會感覺輕鬆些了。特別重要的是，在做愛前要注意：禁飲那些會引起脹氣的飲料，如：無酒精的碳酸飲料、雞尾酒或是啤酒等。

不論是在做愛，或是其他的情形，每個親密關係總是會來到一個轉變的關鍵時刻。對某些人來說，第一次在伴侶面前放屁，會感到一種如釋重負的輕鬆；對另外一些人來說，這卻是嚇跑另一半的理由。不論您對放屁的看法是什麼，放屁就是改變了伴侶間的親密關係了。若假設，將生理的功能、體液以及身體所發出的聲響等，視為是一種禁忌的話，在伴侶面前的放屁，也許會被理解為是一種特別的示愛方式。誰知道，您的伴侶是不是甚至對放屁有種特別的喜愛。對於愛屁者已經有專有名詞了，就是：戀屁症。

第六章

低脹氣食譜

「我為過去飢餓時所說的話致歉。」

———無名氏

為了讓您知道，有益腸道的低產氣飲食法是適用於日常生活的，我在以下的章節，為您蒐集了一些我最喜愛的食物。也許您喜歡依照三餐順序排列的食譜，但對我來說，這種編排方式卻不適用。我晚上喜愛吃碗甜粥，或者一大早就來頓豐盛的正餐來揭開一天的序曲。因此，您在以下的食譜裡，僅能找到甜點或美味正餐的分類。

提示：食譜中，有關分量的標示，是指一個人處於中等的飢餓程度時，所能吃下的份量。會出現的誤差，也已標示清楚了。

香蕉核桃小米粥

　　我喜愛自己煮的粥。因為粥是有益健康、烹煮迅速以及可以持續很久的飽足感。若您的粥大部分是用含麩質的穀類，例如：小麥煮成的，會使得原本吃粥會有很舒服的飽足感，變成不舒服的腹脹感，並且伴隨著大腹便便的樣子。

　　本食譜的小米粥卻不會如前所述那般，不僅易消化，而且還以碳水化合物的形式，提供身體充足的鐵質以及能量。香蕉則提供天然的甜味、維他命 B 以及鉀的營養素；核桃就像亞麻子一樣，是富含必需脂肪酸 ω-3 的好食材。

食材

- 小米……80 公克
- 無糖米漿或是杏仁飲品……180 毫升
- 熟香蕉……1 根
- 核桃……10 公克
- 磨碎的亞麻子……10 公克
- 楓糖漿或蜂蜜……1 茶匙

作法

1. 將小米和植物性牛奶（無糖米漿或是杏仁飲品）放入鍋中，並依包裝上的建議烹煮到熟，然後從爐火上移開。香蕉去皮，並用叉子壓成泥。核桃去殼搗碎。

2. 將所有的食材都放入還溫熱的小米粥鍋中，好好地混合拌勻，並且蓋上鍋蓋置放 10 分鐘。將鍋內的小米粥倒入碗中，並且趁熱享用。

低脹氣粥

　　若外面天氣變冷且又天色黑暗的時節，我就會喜愛熱騰騰的早餐。我會把傳統的燕麥片換成黎麥。這種印加的穀類不只含有比燕麥片更多的蛋白，而且還不含麩質，易消化，兼具甜味與美味的好食材。請注意，在清洗黎麥時，要多清洗幾遍，以把它的苦味給洗掉。

食材

- 黎麥……75 公克
- 無糖米漿或是杏仁飲品……180 毫升
- 杏仁……20 公克
- 錫蘭肉桂……1 茶匙
- 優格……3 湯匙
- 磨好的香草……1 茶匙
- 大麻子……1 茶匙
- 覆盆子……1 把

作法

1. 將黎麥放在一個濾網裡，並且徹底地清洗，然後瀝乾。
2. 植物性牛奶（無糖米漿或是杏仁飲品）放入鍋中煮滾沸騰後，放入黎麥，並轉小火，依照包裝指示，將黎麥煮到熟。

在烹煮黎麥時，可將杏仁搗成大顆粒碎片。

3. 將已熟成的黎麥移開爐火，放入香草、錫蘭肉桂以及大麻子均勻攪拌，並且再放置 5 到 10 分鐘。

4. 將鍋中的黎麥粥倒入碗中，並且和其他剩餘食材一起趁熱享用。

因傑拉（麵餅）

在我第一次去一間厄利垂亞——衣索比亞的餐廳時，菜單上寫滿了因傑拉菜餚。那時，有人親切地教導我有關非洲飲食文化，讓我知道因傑拉是一種特殊的薄餅。雖然因傑拉的外型和東方的餅長得很類似，但味道和口感方面，兩者相異。因傑拉是鬆軟，嘗起來有堅果味道，但是不含麩質，並且在製造時，有經過發酵過程（經過烘烤時的高溫，已經沒有活菌存在了）。傳統的因傑拉，是用畫眉草磨成粉所製成的，但事實卻非如此：通常是用比較廉價的小麥麵粉，再混合一點點的畫眉草磨成粉來製成。

因傑拉通常在餐桌上被視作是「碗盤的替代功能」，煮好的菜餚會盛裝到這個帶有酸味的薄餅上，然後用手抓取享用。

食材（8 張烙餅）

· 粉狀的畫眉草……250 公克　　· 鹽……1/2 茶匙
· 酵母塊……1/2 塊（21 公克）

作法

1. 將粉狀畫眉草和鹽一起置入一個大碗中，加入 500 ～ 600 毫升的溫水，再將酵母塊搓揉進來，所有的材料混合搓揉成濃稠液體的麵團。用布蓋著麵團，放在一個溫暖的地方，待其發酵至少 2 ～ 3 個小時。

2. 預熱一個不沾鍋的平底鍋，小心翼翼舀了一個大湯勺的液體麵團到平底鍋中，直到液體麵團蓋滿整個鍋底，以確保其可製成一張薄薄的烙餅。

3. 用中火烤 2 ～ 4 分鐘，直到液體麵團自動從鍋邊脫落，就算完成一張因傑拉。剩下的液體麵團重複前述作法，一張張因傑拉便被製作出來。

祕訣

因傑拉可配大鍋菜一起吃。而在因傑拉的產地國，這個畫眉草製成的薄餅，幾乎可以和所有當地佳餚一起吃。

綠色小米沙拉

由於我的貧血（現在已經治癒了），我發現了小米是理想的鐵質來源。這種無麩質的穀類，出現在許多飲食文化的菜單上，也是許多不能吃含有麩質食物的啤酒愛好者們的替代品，這是非常有趣的現象：小米啤酒就如同非洲梅莉莎啤酒一樣，完全不含麥膠蛋白成分。

在這項食譜裡，小米將和新鮮蔬菜以及細緻的藥草混合成一道沙拉，既可以趁熱食用，也可以當冷食，都很美味，並且，也是適合壓力大的上班族以及大學生的餐點。這道沙拉已經拯救過數次，以往處於低迷情緒中的我了。

食材

- 小米……100 公克
- 蕃茄……1 顆
- 洋香菜、羅勒和／或者香菜……適量
- 煮熟的綠色扁豆……2 湯匙
- 新鮮的葉菜沙拉……1 把
- 酪梨……1/2 顆
- 綠橄欖……5 顆

醬汁

- 檸檬汁……1/2 顆
- 亞麻油……1/2 湯匙
- 楓糖漿……1 茶匙
- 薑黃……1/2 茶匙

- 鹽與胡椒……適量

作法

1. 將小米置入鍋中，並且適量的水，依照包裝上的説明烹煮至熟，然後放置到涼。
2. 將菠菜洗淨，脱水，並且切成一口可食入的大小。同樣地將蕃茄洗淨，並且切成小塊。將半顆酪梨削皮，並且切丁。將藥草洗淨並且稍微切小片。
3. 將沙拉醬汁的所有材料置入一個碗中攪拌。
4. 將小米粥和其他未用到的材料以及醬汁在一個碗中，均勻混合，並且再次地適量加入鹽與胡椒調味。

茴香柳橙沙拉

就算您根本不是茴香迷，一定也會喜歡這道簡易的沙拉的。除了充滿水果的滋味外，這道沙拉可讓您的消化順暢，光是這點，就值得您品嚐這道沙拉了。

食材

- 柳橙……2 顆
- 茴香球根……1 顆

醬汁

- 柳橙……1 顆
- 楓糖漿……1 茶匙
- 黃芥末醬……1 茶匙
- 鹽與胡椒……適量

作法

1. 用刀將柳橙連同白色的部分一起去皮，然後將果肉切片，並且收集柳橙汁。將茴香洗淨，對半切開，除去莖的部分。然後切薄片，或是刨成絲狀。

2. 將作醬汁的第 2 顆柳橙去皮，然後切丁。然後和其他未用到的材料以及收集到的柳橙汁，一起放入攪拌器中，打成奶油般濃稠的醬。

3. 茴香片和柳橙片一同盛盤，並且淋上醬汁。

地中海鷹嘴豆沙拉

雖然我們這裡要用上相當分量的鷹嘴豆，但請勿驚慌：在處理豆科植物的料理時，您已在前面的章節裡學到了祕訣，那就是要加入小茴香這樣藥草。

食材

· 希臘卡拉馬塔無籽橄欖……20 公克

· 小煮熟的鷹嘴豆……250 公克

· 聖女小蕃茄……100 公克　　　· 大黃瓜……1/2 顆

· 嫩菠菜……1 把　　　　　　　· 洋香菜……1 小把

醬汁

· 檸檬汁……1 顆　　　　　　　· 亞麻油……1 茶匙

- 小茴香……1/4 茶匙
- 鹽與胡椒……適量

作法

1. 將鷹嘴豆沖水並瀝乾。將蕃茄、大黃瓜、嫩菠菜以及洋香菜洗淨，並將洋香菜稍微甩乾。蕃茄對半切開，大黃瓜切片，菠菜以及洋香菜稍微切小一點，並且將每顆橄欖切成4等分。將鷹嘴豆、蔬菜、藥草以及橄欖全部置入一個大碗中。

2. 將醬汁的所有材料都放入一個小碗中，均勻攪拌後，再淋到沙拉上，並且拌勻。

蕎麥血橙沙拉

蕎麥就如同黎麥和莧菜一樣，是準穀物 * 並且不含麩質。其帶有甜味，非常適用於沙拉，就像這道食譜裡一樣，也很適合和水果一起搭配入菜。研發這道沙拉的雷娜・普費策（Lena Pfetzer），發揮她對食物的創造力，讓她 IG 的追蹤者們（@lenaliciously）著迷。

食材（2 人份）

- 中型的紅蘿蔔……2 ～ 3 條
- 椰子……1 茶匙
- 蕎麥……150 公克
- 血橙……2 顆
- 新鮮的洋香菜……1 把
- 榛果……20 公克

- 檸檬汁……1/2 顆　　　　　　・鹽與胡椒……適量

作法

1. 紅蘿蔔削皮並切成適合一口的大小。在平底鍋中倒入椰子油並加熱，放入切好的紅蘿蔔拌炒數分鐘。同時，取適量的水，和蕎麥一起放中鍋中，依照包裝上的說明，烹煮至熟。

2. 用刀將血橙連同白色的部分一起去皮，然後將果肉切成薄片，將洋香菜洗淨，輕輕甩乾，並稍微切碎。

3. 將蕎麥、紅蘿蔔、血橙薄片、榛果以及洋香菜放入一個碗中，攪拌均勻。再加上檸檬汁以及適量的鹽與胡椒，就可享用。

＊【譯註】準穀物是穀類家族的特殊分子。屬蓼科、黎科、莧科植物，如：蕎麥、黎麥和莧菜。

夏季蕎麥沙拉

因為蕎麥可以使用在許多飲食上，在此馬上就推出另一道沙拉，這次是以多種的新鮮藥草為食材。此道沙拉是蘇菲亞・康士坦庭尼多（Sofia Konstantinidou）發表在她的部落格 (www.iss-happy.de) 中的菜。她本身是名部落客，並和她的男友荷西（Jose）一起到世界各地旅遊。

食材

- 蕎麥……80 公克
- 大黃瓜……1/3 顆
- 薄荷葉……4 片
- 鹽與胡椒……適量
- 聖女小蕃茄……3 顆
- 新鮮的洋香菜……1 小把
- 檸檬汁……1/2 顆
- 小茴香……1 /2 茶匙

作法

1. 取適量的水，和蕎麥一起放中鍋中，依照包裝上的說明，烹煮至熟後放涼。

2. 煮蕎麥時，將蕃茄和大黃瓜洗淨，並且切成小塊。將藥草洗淨，輕輕甩乾，並且稍微切碎。

3. 放涼的蕎麥和蔬菜以及藥草放入一個碗中，攪拌均勻。再加上檸檬汁，並以適量的鹽、胡椒以及小茴香調味，便可端上桌享用。

蕎麥麵沙拉佐以杏仁味噌醬

蕎麥麵是不含麩質的蕎麥所製成的，是源於日本的飲食文化，飄洋過海到我們這裡的。可和同樣源於日本傳統飲食文化的味噌醬一起食用，是道有益消化的餐點，可作為傳統的麵食的替代品。在購買味噌醬時須注意，要買未經巴斯德氏殺菌法處理過的，並且要不含麩質的味噌醬。（例如：可購買 Arche Naturküche 的產品：Onozaki Reismiso）。通常這類味噌醬的

製造方式，都是重量不重質，不是歷經數月的熟成過程生產出來，而是快速製程地大量生產。

食材 (2 人份)

- 蕎麥麵……250 公克
- 紅蘿蔔……2 條
- 櫻桃蘿蔔……5 顆
- 鹽……適量
- 蔥……1 根
- 炒過的芝麻……20 公克

杏仁味噌醬的材料

- 未經巴斯德氏殺菌法處理過的味噌醬……1 湯匙
- 芝麻油……2 湯匙
- 杏仁醬……2 湯匙
- 米製糖漿……1 湯匙
- 小茴香……1 小撮
- Tamari 醬油 *……2 湯匙
- 新鮮現磨的薑末……1 湯匙
- 萊姆汁……1/2 顆

*Tamari 是不含麩質成分的醬油，可在德國亞洲店以及有機市場購買，現在也可在一般超市買到。

作法

1. 將所有杏仁味噌醬所需材料放在一起，加入 2 湯匙的水，用攪拌器打成濃稠狀。

2. 蕎麥麵放入鍋中，用鹽水煮大約 4 分鐘，要煮得不爛有嚼勁。麵煮好後，用篩子過篩，並且用冷水稍浸泡，增加其韌性與嚼勁。

3. 紅蘿蔔削皮並且成小塊。將蔥和櫻桃蘿蔔洗淨，並去除櫻

桃蘿蔔的蒂頭。蔥切成蔥末，櫻桃蘿蔔切小塊。切好後的蔥和櫻桃蘿蔔和煮好的麵，一起放入一個大碗中，淋上杏仁味噌醬，徹底地拌和。最後撒上芝麻，可趁熱吃，或放涼吃。

地瓜片佐蕃茄鷹嘴豆醬汁

地瓜、蕃茄與鷹嘴豆的組合，不僅提供飽足感，而且還有許多豐富的維他命與礦物質成分：地瓜中含有 ß 胡蘿蔔素以及鉀，杏仁和地瓜中含有維他命 E，以及鷹嘴豆中含有蛋白和鈣質成分。單就這些營養成分，您就應該不論如何一定要試試這道菜。

食材
- 有機薑（1 公分大小）……1 塊
- 煮過的鷹嘴豆……50 公克
- 乾燥處理過的義大利藥草……適量
- 地瓜……1 顆
- 椰子油……適量
- 杏仁……20 公克
- 蕃茄醬汁……200 毫升
- 小茴香……1/2 茶匙
- 鹽與胡椒……適量

作法
1. 地瓜去皮，切成 1 公分大小的厚片備用。薑去皮，切成小

塊薑。將地瓜和薑放入鍋中並加一些水，用中火烹煮到脆熟。然後把水倒掉，放涼備用。

2. 在平底鍋中放入椰子油預熱，將杏仁稍微搗碎，並在鍋中翻炒到有點焦黃。

3. 若您的鷹嘴豆是取自罐裝或玻璃瓶裝的成品，請在流動的水下，徹底清洗。

4. 直到水呈清澈為止。把清洗好的鷹嘴豆、蕃茄醬汁和香料藥草等，放入鍋中，用低溫小火溫熱。

5. 將煮熟的地瓜片和小塊薑置入盤中，淋上蕃茄鷹嘴豆醬汁以及撒上焦黃的杏仁碎片後，便可上桌享用。

南瓜封

誰不認識在食譜書籍裡以及雜誌裡,常用近乎理想世界才有的美照,來介紹這道有餡料的南瓜菜!老實講,我所做的南瓜菜,從來就不像食譜書籍裡以及雜誌裡的那樣,有令人垂涎三尺的色相,但我還是愛吃自己做的南瓜菜,因為這道菜煮起來,一點也不難。此處所介紹的南瓜菜,是直接用南瓜殼盛裝的南瓜菜。

食材

- 黎麥……50 公克
- 蕃茄……1 顆
- 蕃茄醬……1 湯匙
- 香菜(可用,可不用)……1 小把
- 北海道南瓜……1/2 顆
- 櫛瓜……1/2 條
- 鹽與胡椒……適量

作法

1. 黎麥置於篩網中,徹底清洗,並且瀝乾待用。在鍋中,倒入適量的水,放入黎麥並依照包裝上的指示烹煮。

2. 烤箱以 160 度(循環風模式)預熱。半顆南瓜去籽。將蕃茄和櫛瓜洗淨,切成小塊,然後和蕃茄醬、煮好的黎麥一起放入一個碗中,拌和,並且用薑黃、鹽與胡椒調味。

3. 將 2 的餡料盛裝入北海道南瓜裡,並置入烤箱的中層裡,烤大約 30 分鐘。

4. 在烤南瓜時,將香菜洗淨,稍微甩乾,再稍微切碎。從烤箱中取出烤好的南瓜,並撒上香菜後,即可上桌享用。

蔬菜與扁豆馬鈴薯泥

這道菜的作法,是依照我母親的食譜作法,再額外加上我的馬鈴薯泥、扁豆和蔬菜,這樣便大功告成了。這道菜可當成傳統的馬鈴薯泥配菜,其富含的蛋白質,可讓人產生舒適的飽足感。

食材

- 馬鈴薯……2 顆
- 紅扁豆……30 公克
- 茄子……1/2 條
- 小茴香……1/2 茶匙
- 紅蘿蔔……1 條
- 櫛瓜……1/2 條
- 無糖杏仁飲品……50 毫升
- 鹽與胡椒……適量

作法

1. 馬鈴薯和紅蘿蔔削皮、切塊,並且一起放入鍋中,加水至剛好蓋過食材的量即可,以中火煮熟,然後將水倒掉,放涼備用。

2. 在煮馬鈴薯和紅蘿蔔時,將紅扁豆放入篩網中,徹底清洗,

然後在鍋中放入適量的水，再放入紅扁豆，依照包裝說明烹煮至軟熟。

3. 將櫛瓜和茄子洗淨，並切成小塊，置入小鍋中，加入一點鹽水，用中火煮熟。然後，將水倒掉備用。

4. 將煮熟的馬鈴薯、紅蘿蔔以及紅扁豆一起放到大鍋中，再倒入無糖杏仁飲品，用馬鈴薯搗碎器壓碎鍋中食材（您也可以用電動攪拌器將食材打成泥狀，但我喜歡用馬鈴薯搗碎器壓碎，因為用這樣的方式，還會殘留一些小塊的食材，吃起來比較有口感）。

5. 最後，再加上小茴香、鹽與胡椒調味，並且盛上蔬菜，即可上桌享用。

德國酸菜

對這道經典的發酵佳餚，這道德國人在第二次世界大戰物質短缺期間暱稱為「菜」，我不需再多做介紹，要說的只有：自己製作，不用加熱，並且每天吃上一湯匙，就像是吃進了維他命和礦物質的炸彈！

食材

· 蒔蘿（可斟酌加或不加）……1 茶匙
· 洋白菜……500 公克　　　· 鹽……10 公克
· 葛縷子……1 茶匙

作法

1. 把要用的玻璃瓶子和瓶蓋，用熱水徹底煮沸消毒；或是，置入 100 度的烤箱，烘烤 10 分鐘。

2. 洋白菜刨成絲，或是切成條狀，放入一個大碗中，並和鹽拌和。同時，用手均勻地抓揉，直到出現鹽水。之後，加入葛縷子和蒔蘿，並好好拌和。將處理過的洋白菜裝滿玻璃瓶，同時壓緊，並用鹽水完全蓋過洋白菜的高度。瓶蓋鬆鬆地轉上。

3. 因為發酵時，會出鹽水，所以要把裝滿洋白菜的玻璃瓶放到一個塑料大盆內，好讓大盆可以盛接漏出的鹽水。起初，最好把這些裝滿洋白菜的玻璃瓶靜置在室溫（19-22 度）的廚房裡 3 ～ 6 天，一直到有小泡泡產生為止。繼之，將這些裝滿洋白菜的玻璃瓶放到較涼爽的地方，如：地下室儲藏。幾天後，鹽水表面會生成一些氣泡，這是正常的現象。只要把這些氣泡舀掉，但不可把鹽水倒掉！

4. 待 3 ～ 4 個禮拜後，整個發酵過程才算結束，這時，德國酸菜已製成，隨時可以準備上桌了。

韓國泡菜

　　韓國泡菜相當於我們的德國酸菜，其可接受的辣度，很適合亞洲人的胃口。如同德國酸菜一樣，讓大白菜發酵，最主要是延長其保存期限。就算是把泡菜放在冰箱，我們也可從其乳

酸的發酵獲益，因為其因此所產生的副產品，有助於我們的消化運作。所以，食用韓國泡菜時，請勿加熱，以免破壞其內的菌種生態。

食材（可製成容量 1.5 公升的成品）
- 大白菜……350 公克
- 鹽……4 茶匙
- 紅蘿蔔……2 條
- 蒜頭……4 瓣
- 薑（約 2.5 公分大小）……1 塊
- 韓國辣椒粉……1/2 茶匙

作法

1. 把要用的玻璃瓶子和瓶蓋，用熱水徹底煮沸消毒；或是，置入 100 度的烤箱，烘烤 10 分鐘。

2. 將大白菜橫向對切，再將葉梗切成 2 ～ 3 公分的條狀。切好的大白菜和鹽一起放到一個碗中，用水整個淹蓋過大白菜。上面放上一個盤子壓著，靜置 2 到 4 個鐘頭，直到大白菜變軟為止。之後，把水倒掉，並清洗、擠壓與瀝乾大白菜的水。

3. 紅蘿蔔、薑與蒜頭去皮。紅蘿蔔切成條狀，薑磨成薑末，蒜頭切碎。

4. 所有的材料連同瀝乾的大白菜都放到一個大碗中。務必戴上手套（因為若不戴手套，手的皮膚接觸到辣椒粉，會有燒灼感，所以戴手套很重要），並且用手搓揉個 5 ～ 6 分

鐘，直到有足夠的鹽水產生為止。

5. 處理過的大白菜緊緊地裝入玻璃瓶，並用鹽水完全蓋過大白菜的高度。

6. 瓶蓋鬆鬆地蓋上裝好大白菜的瓶子，並且放到一個塑料大盆內，好讓大盆可以盛接發酵時漏出的鹽水。起初，最好把這些裝滿大白菜的玻璃瓶靜置在室溫（19-22 度）中 3～5 天。之後，試吃看看，看這些泡菜是否夠酸了。若已經夠酸了，便將瓶蓋旋緊，並將這些瓶子移到冰箱內，再放個 5 天。若還不夠酸，將再放在室溫裡幾天，讓其發酵，之後再放入冰箱冷藏。在冰箱裡時，便會停止發酵，幾天後就可享用這做好的韓國泡菜了。

蕃茄櫛瓜湯

　　韓國泡菜相當於我們的德國酸菜，可當飢餓又再次地襲擊我時，只需要熱一下就可以裹腹的食物。有腸胃毛病者，若肚子餓時吃披薩製成品，將不是個好主意。這裡介紹給各位較健康的披薩替代品，那就是：蕃茄櫛瓜湯。這種湯品配上茴香和紅蘿蔔，凡是湯品愛好者都想要一親芳澤的上品好料。因為這種湯品可在冰箱放上幾天，所以是對抗突然襲來的飢餓感，最好的武器。

食材（2 人份）

- 櫛瓜……2 條
- 紅蘿蔔……4 條
- 蔬菜高湯……1.5 公升
- 切成小塊的蕃茄……500 公克
- 鹽與胡椒……適量

- 茴香球根……1 顆
- 橄欖油……2 茶匙
- 月桂葉……1 片

作法

1. 將櫛瓜洗淨，切丁備用。將茴香球根洗淨，對半切開並去除莖的部位，然後切片或刨絲。紅蘿蔔洗淨並切小塊。

2. 橄欖油倒入湯鍋中預熱，並放入茴香、紅蘿蔔和櫛瓜，用中火翻炒大約 5 分鐘。

3. 然後，把蔬菜高湯加入湯鍋中，然後加入蕃茄輕輕拌和，最後加入月桂葉。用中火加鍋蓋，熬煮大約 15 分鐘的時間。取出月桂葉，用攪拌器稍微搗碎湯料，並加入鹽與胡椒調味。

奇亞子椰奶布丁

幾乎是每個人都喜愛吃布丁。然而，若把一個市上販售的布丁攪拌一下，就會發現裡面含有過多的糖分，多到可以供應一整個足球隊隊員的份量了。因此，我們這裡的食材，是用比較健康的替代品──必需脂肪酸 $\omega-3$：最新流行的布丁。

食材

- 奇亞子……20 公克
- 椰絲……1 湯匙
- 無糖米漿或是杏仁飲品……130 毫升
- 椰奶……20 毫升
- 藍莓……1 把

作法

1. 除了椰絲和藍莓外，把所有的食材都放入一個小碗中攪拌均勻，並放入冰箱冷藏浸泡至少 3 個鐘頭。
2. 當奇亞子漲大後，碗中的汁都被吸乾後，就變成布丁了，再撒上椰絲和藍莓，並可端上桌享用了。

木瓜泥薄煎餅

為了不讓薄煎餅早餐變成含糖的熱量炸彈，我們這裡推薦

的薄煎餅是比較健康，而且是不太會脹氣的薄煎餅種類。我們的薄煎餅是用木瓜，這種對腸胃很好的水果為食材，做成很棒的早餐，並且感謝奇亞子也提供了必需脂肪酸 ω–3。

食材（大約可做成 15 片）

- 奇亞子……1 茶匙
- 小蘇打……1 茶匙
- 無糖米漿……150 毫升
- 椰子油……適量
- 楓糖漿……1 茶匙
- 蕎麥麵粉……100 公克
- 鹽……1 小撮
- 菜籽油……2 茶匙
- 成熟小木瓜……1 顆

作法

1. 在碗中，放入奇亞子和 2 茶匙的水均勻攪拌，並且浸泡大約 1 個鐘頭。再將其他所有乾的食材倒入碗中，並攪拌均勻。

2. 在慢慢加入無糖米漿和菜籽油到碗中時，同時用打蛋器或是攪拌器將碗中的麵糊攪拌均勻。

3. 在平底鍋中倒入椰子油，並且加熱（要用矽膠製的鍋鏟，將油平均分散在鍋內）。每個薄煎餅，大約要放 2 湯匙的麵糊到平底鍋中，並且用中火，煎 2 到 3 分鐘，一直到薄煎餅的表皮出現小氣泡為止。然後，翻面再煎 2 分鐘左右。重複前面整過過程，直到所有麵糊都煎完為止。

4. 在煎薄煎餅時，將木瓜削皮，去籽並且用攪拌器打成泥。

5. 把煎好的薄煎餅盛盤上桌，並且和木瓜泥以及楓糖漿一起享用。

杏仁肉桂馬芬蛋糕

杏仁是既美味又健康的零食。杏仁含有豐富的維他命 B 和維他命 E、鎂、鈣、鋅以及其他植物次級代謝產物。因此，杏仁肉桂瑪芬蛋糕，可說是過甜白麵粉製品的最佳替代品。

食材（大約可做成 10 個）

- 杏仁麵粉……160 公克
- 無糖杏仁飲品……100 毫升
- 椰子油……2 湯匙
- 磨好的香草……1 茶匙
- 鹽……1 小撮
- 杏仁醬……45 公克
- 楓糖漿……4 湯匙
- 小蘇打……1 茶匙
- 錫蘭肉桂……1 茶匙

作法

1. 將烤箱（送風循環模式）調到 160 度的預熱狀態。將所有的材料放入一個碗中，徹底地均勻攪拌成糊狀麵團。
2. 將此麵團裝入 10 個瑪芬蛋糕的容器中，並且置入烤箱中層位置，烤 25 到 30 分鐘。然後，取出並待其徹底冷卻後食用之。

酪梨米製鬆餅

好像每個人都喜愛酪梨，至少看到無數的 IG 帳戶以及美食部落客的網頁時，都一致地推崇這種水果，所以會產生這樣

的印象。我自己本身是酪梨愛好者，並且這種水果如此的美味、多樣性以及健康，所以絕對不可以缺少酪梨食譜。酪梨米製鬆餅已成為正餐之間固定要吃的點心，其融合了健康的脂肪與可供快速消耗的能量於一身。

食材（大約可做成 10 個）

- 酪梨……1/2 顆
- 蕃茄……1 顆
- 蔥末……1 茶匙
- 檸檬汁……1 茶匙
- 鹽與胡椒……適量
- 米製鬆餅……2 片

作法

1. 將半顆酪梨削皮，灑上檸檬汁，並在一個深盤內，用叉子將其壓成奶油般的泥狀。將蕃茄洗淨，並且切成薄片。
2. 酪梨泥，用鹽和胡椒調味，再加上蔥末，並且攪拌均勻。
3. 將製成的酪梨醬均勻塗抹在米製鬆餅上，並放上蕃茄片。如此便可享用了。

辣巧克力飲

阿茲特克人（納瓦特爾語）稱的「巧克力」 和我們所熟知的義大利咖啡館裡，加了奶泡的熱巧克力完全無關。這個阿茲特克人的「巧克力」乃是我們現代熱量炸彈的巧克力的始祖，它是一種帶有嗆辣味道，比較不甜的熱飲，長久以來，只有國王貴族或是有錢人方能享用的飲料。此處的這個熱飲作法，是介於原始做法和現代加了奶泡做法的變種。其中的香料，如：

香草、海鹽、肉桂以及辣椒粉賦予巧克力一種新奇的特殊味道，非常適合一日之計的早晨飲用。

食材

- 無糖杏仁牛奶……300 毫升
- 濃糖漿……1 茶匙
- 香草香精萃取液……1/4 茶匙
- 海鹽……1 小撮
- 辣椒粉……1 小撮（可加可不加）
- 無糖可可粉……30 公克
- 錫蘭肉桂……1 茶匙

作法

1. 將全部的材料放入一個小鍋中，用小火加熱。在不斷攪拌下，稍微煮沸，同時要注意，不要讓牛奶燒焦。
2. 讓這滾燙的可可稍微放涼後，趁熱飲用。

薑汁

　　恰好在我戒喝咖啡的期間，我每天早上都很喜歡喝溫熱的薑汁。薑和薄荷都對我們的消化運作，有正面的功效，並且那股淡淡的辣味，雖無咖啡因的刺激作用，但仍令人精神為之一振。

食材（1 公升）

- 有機薑（2 公分大小）……1 塊
- 檸檬汁……1/2 顆

- 新鮮的薄荷葉……數片

作法

1. 薑切薄片（若無有機薑，要去皮）。將 1 公升的水煮沸。

2. 檸檬汁倒入一個大的細頸玻璃瓶中。將薄荷葉洗淨，並用手指搓揉，讓其香味溢出，並和薑片一起放入玻璃瓶中。

3. 將煮沸的水倒入玻璃瓶中，靜置至少 10 分鐘。薑片浸泡愈久，其薑味愈濃郁。

祕訣

薑汁可當熱飲，亦可當冷飲。

後語

神氣地放屁吧！

　　所有有關放屁的學理、我個人痛苦的放屁經歷以及該如何減少放屁這種生理現象的發生，對於已經閱讀本書到此處的您，應該都已經清楚明瞭了。現在的您，對我的了解，比我的一些好友還多上許多。您在閱讀本書的過程中，我們一起探究了這些事情：禁忌話題如何影響著人們的互動關係；一塊小蛋糕，要經過多麼漫長的旅程，才會被我們的腸胃給消化掉；屁是在哪裡形成的以及為什麼會從肛門排氣。我們一起讀了許多的研究報告、交換了彼此的屁事經歷以及共同有過「恍然大悟」的經歷。特別是，我們明白了：在放屁這個生理現象的背後，隱藏了許多我們之前所不知的訊息。你現在知道了現代飲食吃到飽所衍生的消化問題，有一種有效的對抗方法，那就是低產氣飲食法，並且也明白，不僅僅只有飲食會影響我們的消化運作，還必須在您的日常生活習慣中做哪些改變，才能徹底終結您消化方面的困擾。

　　回到我在導論中所提出的問題：真的有必要花這麼多的力氣（以我來說，就是撰寫一整本書），在這麼再平常不過的事情上面嗎？不論脹氣讓我們感到多麼地不舒服，它就是我們日常生活的一部分啊！——從來到世上所吸進的第一口新鮮空氣，到斷氣離世的最後一口氣為止。並且。我自己曾經親身經歷到，那些人們極力掩蓋的禁忌事物，實際上是多麼地可笑，

但卻又深深地影響著我們的日常生活。基此，我對於這個問題的答覆是：是的！花這麼多的力氣是有必要的！我希望，在本書前面的篇幅裡，我已經清楚傳達了這個概念，脹氣不僅只是「在腹中有一點氣體」罷了。對深受脹氣困擾者而言，這是很重要的一件事，就是讓他們知道，他們並非孤軍與其脹氣在奮戰。

是開始過一種較少壓力、較健康以及較愉悅的生活的時候了。完全不需擔憂，下個屁什麼時候會不小心放出來。放屁是禁忌話題，已成過往歷史了。您不需如同青少年般地害羞紅著臉談及放屁的議題，而可以落落大方地談及此議題。當脹氣繼續困擾您時，您可以採取一些措施來減輕其發生的機率，並且可以心無恐懼地找個信任的人，來傾吐您的這個困擾。我們都會放屁。若有人拘謹過度，無法接受人會放屁這個事實，那麼他就必須憋屁。我們必須開始，以理性冷靜的態度，接受我們的身體，並且以孩子般的好奇心，來重新認識我們的身體。當然，要以應有的尊重態度——面對彼此的身體以及面對社會習俗，因為，沒有人會想要生活在一個由響屁交響樂環繞的生活裡。用班傑明‧富蘭克林的話來說，就是：「神氣地放屁吧！」神氣地放屁，並且也顧慮到他人的感受！

常見問題

許多人在我受邀演講的當場，或是演講後的私人談話場合，以及還有些人用電子郵件寫給我，向我傾訴有關他們的脹氣困擾問題。這讓我十分感動，這些人願意從黑暗處走出，打破被視為是禁忌的話題，並且給我寫了長長的電郵，就是

為了要聽取我的建言。因此，我把過去兩年裡所收到的最常被問到的問題，整理出來，想在這裡作一回覆。若您也想提問，但我卻沒能在這裡給您答覆的讀者們，歡迎您在我網頁 www.janrein.de 的提問表格中，或是直接寫信到我的電郵信箱 hallo@janrein.de，留下您的問題，我將會儘快給您回覆。

1. **這個 XY 產品保證能夠立即減輕脹氣的現象。請問，我可以僅服用這個產品，而不執行低產氣飲食法以及不做飲食日誌的紀錄，就可以擺除脹氣的困擾嗎？**

　　若您在找尋的是擺除脹氣的捷徑的話，那麼，本書就不適合您閱讀。我在此處所討論的是一種長期性並且是有效的改善消化運作的方法。因此，這些擺除脹氣的捷徑——不論是一天僅允許 800 大卡熱量的速效減肥法，或是一天營業額高達 1537 歐元網路店家所販賣的商品，原則上，都是以立即見效為原則。可笑的是，這些速效的「成果」來的快，大部分也會很快消失。若您想要持續性地改善您的消化運作，您得自己採取改變生活習慣的行動，為您腸道的健康，花上數個星期或是數月的時間。我可以向您保證：這項改變的行動是值得的！

2. **在服用益生菌之前，我想先作糞便檢查。但我不好意思為此就醫。請問，我應該怎麼做？**

　　您不想隨便購買藥劑，而是針對您的需求，購買適合您狀況的益生菌，這真是太棒了！您可以透過網路的這些網頁，如：www.verisana.de，或是 www.medivere.de 訂購可宅配到府的糞便檢驗收集盒，並且糞便收集完畢寄回檢驗所。檢驗所會

寄給您一份大部分人都很難看得懂的檢驗報告。當您已經收到了檢驗報告時，最好帶著這份報告去找專科醫生或是自然醫學醫生，為您解讀。這些醫生會告訴您接下來該做些什麼，並且開立適合您的處方藥劑。

3. 我每天必須上兩次大號。請問，這種情況仍屬正常的嗎？

只要您的糞便不是稀稀的液體狀，或者有其他異狀，您就無需擔心，兩次大號，還是屬於正常的狀況。您應該要慶幸，並且給自己安安神。因為，便祕所引起的腹脹，是比上兩次大號更要不舒服的事情。還好，您沒便祕！規律的排便是正常的，也沒必要恐慌。排便次數的多寡，取決於許多不同的因素：飲食中膳食纖維的含量、飲食的份量、身體的活動量、水分的攝取量，甚至是性別等，都是影響排便次數的因素。

EPIC 牛津研究報告調查了 2 萬名牛津當地的婦女和男士，並且得到結論是：當地婦女比當地男士少上大號。該調查研究顯示，超過 40% 的男性調查參與者，每周有 7 次大號，女性素食者以及特別是男性素食者，上大號的頻率，明顯較多。[84] 結論就是：只要沒出現特別的異狀，就不需驚慌，而要為上完大號的輕鬆自在感到愉悅。

4. 我經常看到把灌腸當作消化道保養的文章。但在我讀過您的文章後，我感到十分困惑。難道，現在開始，灌腸對消化是沒幫助？

為了回答這個問題，我想要講一點歷史的東西：灌腸的歷史，要回溯到埃及人和巴比倫人的時代。時至今日，灌腸仍大

受歡迎。我自己也曾有過灌腸的經驗，並且在 YouTube「勞拉和楊」的頻道（Laura und Jan），上傳了許多的相關的影片，至今的點閱率（截至 2017 年 7 月止）已有超過 18 萬 5 千人次的點閱率，並且獲得褒貶不一的熱烈討論。在另類自然醫學中，灌腸已經是必備的療法之一，但我給大部分詢問我如何改善消化運作的網友答覆裡，都不建議此法。以生理學的角度來看，希望減輕消化困擾——特別是脹氣，藉由液體沖洗大腸，是沒有什麼用的。對於我和許多因撰寫本書而結識的其他人而言，灌腸根本沒用，或幾乎沒什麼作用。若您一定要嘗試灌腸的話，請仔細閱讀本書自 213 頁起的內容。您應該要注意，不要讓自己掉入「這次灌腸後，我可以再作一次灌腸」的惡性循環中。在這種情況下，灌腸被視為是在一段時日裡，毫無節制大吃大喝後的「洗淨」療法，並且在數周後又再次忘了節制飲食的好習慣而大吃大喝。

5. 若我依照低產氣飲食法生活，我需要補充健康食品，以免營養攝取方面有所匱乏嗎？

　　我的簡答是：不用。若您在實行低產氣飲食法之前，並無典型的營養素缺乏的情形發生，如：缺乏維他命 B12，維他命 D 或是缺碘等，您就不需擔心會發生營養不良或匱乏的情形。我們的目標是，藉由日常的飲食，來攝取身體所需的營養素。低產氣飲食法是攝取多種多樣的食物，並不會造成營養匱乏的情形。在設計低產氣飲食法的食物清單時，我就很謹慎地注意到，您在執行此種飲食法時，將可攝取到所有身體所需的營

養素。然而，在某些情況下，攝取高單位的保健品，仍是具有意義的。例如，您本身是素食者，那麼，您應該要補充維他命B12的營養素。若您生活在中歐，那麼，您在冬季會有很高的機率，會有維他命 D 匱乏的情形發生。因此，我的家庭醫生曾很困惑地向我述說，在 2015、2016 年的冬天，我是她唯一一位沒有維他命 D 匱乏的病患。我並非是超人，而是在那年的 4 月到 10 月曬了充足陽光，體內已儲存了足夠的維他命 D，而非吞食了化學合成的維他命 D 製劑。如您所見，營養素的匱乏與否，與是否實行低產氣飲食法無關，而是和您自己的生活方式有關。若您對自己身體狀況有疑慮，我建議您，在吞食讓您感到幸福的保健品之前，先作個全面性的血液檢測，確定您是否真的有營養素匱乏的情形。

6. 您想藉此書讓您的讀者都皈依為素食主義者嗎？

因為我並未將素食主義視為是一種宗教，所以並無皈依的問題。數年前，我就立定目標，不要成為素食基本教義派的同夥，因為我一直都不喜歡法西斯的組織。並且，也不是每個素食主義者都是雜食的仇恨者──同樣的，並非每個雜食者都是沒有同情心的白癡。我的目的是，在改善您的消化運作方面，給予您所需的協助，而不是讓您接受我的世界觀。雖然如此，您在本書第 6 章只能找到素食的食譜。一方面是因為素食的飲食，確實是較不易產生脹氣；另一方面，我只能推薦給您，那些讓我信服，並且在我脹氣那段時間裡，真的能讓我改善脹氣的食物。原則上，我祝福每位願意放棄肉食的人。若您願意不

用教條的眼光而想多了解素食主義的話，歡迎您到我的食物部落格 www.semperveganis.de 瀏覽。

7. 請您回顧一下，對您而言什麼是最重要的祕方？其在您對抗脹氣的漫漫長路上，協助您改善了您消化運作的功能？

那就是：食物日誌。那時，當我看到白紙黑字上寫著，什麼食物對我是有效的，並且停止其他的方法，我的脹氣現象便慢慢減少。在此基礎上，我逐漸研發出特定的飲食計畫，也就是您在本書中所看到的低產氣飲食法。我從每天放 80 個屁的次數，到今天我幾乎感覺不到我放屁的程度，這大部分要歸功於飲食日誌的紀錄。

8. 難道您不會因談論您自己的脹氣而感到不好意思嗎？

不會，已經很久不會因此而感到不好意思了。每個人都會放屁，並且有許多人有消化方面的毛病。在我能夠完全掌控我自己的脹氣困擾後，我就立志，我要幫助那些與我有同樣脹氣困擾的人。若把自我放到一旁，並且把力氣專注到更偉大的事情上——在此情況下，將無脹氣困擾的消化運作，設定為努力的目標，那麼，是否會因談論脹氣而感到不好意思地這個問題，就變成多餘的了。

謝辭

撰寫《護腸胃‧抗脹氣14天計畫》一書，對我而言，是重回到我生命中最不快樂的那段時光，再活一次的感覺。雖然這次這段時光僅存於我的腦海中，並且重現在紙上，但那種感覺卻仍然栩栩如生，如在眼前。我那段被脹氣所操控的日子裡，充滿了絕望的臭氣，並且我用恐懼與憤怒來展現的絕望。然而，我仍然想要回到這段黑暗的時光裡——撰寫這本書，希望能協助您，更能理解您自己的消化運作、排氣以及有關的禁忌話題與行徑。所以，在此首先我要感謝您，我的讀者。謝謝您，給予這個議題以及我對放屁的觀點，一個公開面世的機會！

若無許多人的從旁協助，是不可能完成此書的撰寫。若我在下面的感謝名單中疏忽漏了您的名字，我要鄭重向您道歉，並請您與我聯繫，好讓我能親自向您致歉。

我要謝謝哈德慕特‧史略德教授的專業知識，讓我得以在禁忌的叢林學理裡，找到可以讓人理解的寫作方向。湯瑪士‧浮力寧醫學教授給予我關於消化議題以及治療消化毛病的指引方向，讓我可以更了解這方面的專業知識。我要謝謝阿雷西歐‧法桑諾醫生，給予我關於麩質議題的重要指導，以及其偉大的學術著作的貢獻，也增進我對腸胃方面的了解。尼克‧哈斯蘭先生不僅撰寫了一本《*Psychology in the Bathroom*》（直譯：浴室心理學）的好書，他本人也在我對消化與心理狀態的關聯性方面提出的許多疑問，給予詳盡的解答協助，謝謝您！衷心感謝露易莎‧戴樂兒（www.fit-trio.com）在訪問她關於脹氣以

及其他禁忌議題時，其所展現的開放態度，特別是在本書中所述及的伴侶關係與消化毛病的議題，以及兩性如何面對此類議題等，她落落大方地表達其看法，其看法同時也豐富了本書的內容。感謝我的好友賈斯柏・卡文（Jasper Caven）的專業協助，以及感謝好友艾琳娜・茉莉茲（Alina Moritz），對我陳述其對抗其消化困擾，所採取的諸多不同的治療方式。蘇菲亞・康士坦庭尼多和雷娜・普費策，謝謝你們和勞拉一起，研發了本書中所述及的美味食譜。那些未放入本書中，而妳們為本書所煮的更好吃的佳餚以及所研發更美味的食譜，我可能要花上百年才能學會。

還要向那些希望匿名的協助者們致上誠摯的謝意：就算無法公布您們的姓名，但也不減損您們對本書得以順利出版，所付出的貢獻。

我還要謝謝根特・饒特爾博士（Güther Seitel）、艾契之・艾契米博士（Aziz Azimi）以及海倫・波拉旭科博士（Helen Blaschke），把我當作是脹氣的病患，願花時間與耐心地與我會面。拉斯・彼得・路易格（Lars Peter Lueg），也對您給予我的訪談、多次的書面往返以及有關出版事宜及其他的建議，致上誠摯的謝意。當初您是第一位說出，我應該要試著將此議題撰寫成書並且出版。還要感謝我的作家經紀人但尼爾・慕沙（Daniel Mursa），完全信任我這種不傳統的寫作風格，並且鼓勵我，以我自己的放屁經歷，寫作成書並找出版社出版。謝謝他的協助，讓我只花了一個晚上的時間就找到了海涅（HEYNE）出版社了。

我在此要謝謝海涅出版社,如此謹慎細心地處理本書中的每個細節,也把我希望修改的建議放入書中。

勞拉,妳總是在我最需要妳的時候,守候在我身旁。在我自己沒把握能做出成績的時候,妳總是全心全意信任我,我可以辦到。有了妳的全力支持,我才能夠安心寫完此書並且校稿。我無法用言語來表達我是多麼的愛妳。

卡司特以及帕斯卡,謝謝你們在我撰寫的過程中,給予我的靈感以及討論。你們是最棒的!

馬汀娜以及威尼,誠摯地感謝你們伴我走過多年的歲月,謝謝你們為我所做過的事,而且還繼續無怨無悔地幫我。威尼,祝你在你最愛的腳踏車競賽還能騎上幾千公里的路程。

拉拉以及威尼,我無法用言語來表達,你們對我是何等的重要。你們所給的建議十分寶貴,並且,我希望每個人都能獲得像你們一樣的好朋友。

最後,我要感謝我的父母。我不知道要如何表達,能在你們的呵護下長大,我是多麼地高興。就算我在我的龐克叛逆期,一定讓你們因擔憂而白了幾根頭髮,但你們仍無怨無悔地守護著我。不論我做了多少荒唐事,你們還是還條件地愛著我,這讓我感到羞愧與無言。我愛你們!

參考文獻

1 Reimann, H. (1989). Tabu. In: Görres Gesellschaft (Hrsg.), Staatslexikon. Recht Wirtschaft Gesellschaft in 5 Bänden (S. 420–421). 7., völlig neu bearbeitete Auflage. Freiburg: Herder Verlag.

2 Lewis, R. D. (1996). Handbuch internationale Kompetenz. Mehr Erfolg durch den richtigen Umgang mit Geschäftspartnern weltweit. Frankfurt/New York: Campus Verlag.

3 Kuhn, F. (1987). Tabus. In: Sprache und Literatur in Wissenschaft und Unterricht (Vol. 60, S. 19–35).

4 Dudenredaktion (o. J.). Tabu. Abgerufen von Duden online: http://www.duden.de/rechtschreibung/Tabu#Bedeutung2

5 Reimann, 1989, S. 421.

6 Maletzke, G. (1996). Interkulturelle Kommunikation. Zur Interaktion zwischen Menschen verschiedener Kulturen. Opladen: Westdeutscher Verlag, S. 97.

7 Zöllner, N. (1997). Der Euphemismus im alltäglichen und politischen Sprachgebrauch des Englischen. Frankfurt am Main et al.: Peter Lang; Ullmann, S. (1962). Semantics: an introduction to the science of meaning. Oxford: Blackwell.

8 Schröder, H. (2003). Tabu. In: A. Wierlacher & A. Bogner (Hrsg.), Handbuch interkulturelle Germanistik (S. 307–316). Stuttgart: J. B. Metzler.

9 Betz, W. (1978). Tabu – Wörter und Wandel. In: Meyers Enzyklopädisches Lexikon (Vol. 23, S. 141–144). Mannheim et al.: Bibliografisches Institut.

10 Kuragina, L. P. (2014). Deutsche Sprachtabus: Versuch einer Klassifikation. Вісник Запорізького національного

університету. Філологічні науки, 1, 232–239.

11 Weinberg, M. S., & Williams, C. J. (2005). Fecal matters: habitus, embodiments, and deviance. Social Problems, 52 (3), 315–336.

12 Merrill, B. R. (1951). Childhood attitudes toward flatulence and their possible relation to adult character. The Psychoanalytic Quarterly, 20 (4), 550–564.

13 Katzenhai. (12. September 2009). Warum stinken eigentlich Bierfürze so furchtbar? Gutefrage.net. Abgerufen von: http://www. gutefrage.net/frage/warum-stinken-eigentlich- bierfuerze-so-furchtbar

14 Weinberg & Williams, 2005, S. 328.

15 Merrill, 1951.

16 Levitt, M. D., Furne, J., Aeolus, M. R., & Suarez, F. L. (1998). Evaluation of an extremely flatulent patient: case report and proposed diagnostic and therapeutic approach. The American Journal of Gastroenterology, 93 (11), 2276–2281.

17 Abbott, A. (08. Januar 2016). Scientists bust myth that our bodies have more bacteria than human cells. Nature News. Abgerufen von https://www.nature.com/news/scientists-bust-myth-that-our-bodies-have-more-bacteria-than-human-cells-1.19136

18 TheIHMC. (24. November 2014). Alessio Fasano, M. D.: The gut is not like Las Vegas. [Videodatei]. Abgerufen von http://youtu.be/wha30RSxE6w

19 Gérard, P. (2016). Gut microbiota and obesity. Cellular and Molecular Life Sciences, 73 (1), 147–162.

20 Collins, M. D., & Gibson, G. R. (1999). Probiotics, prebiotics, and synbiotics: approaches for modulating the microbial ecology of the gut. The American Journal of Clinical Nutrition, 69 (5),

1052s–1057s.

21 Penders, J., Thijs, C., Vink, C., Stelma, F. F., Snijders, B., Kum meling, I., ... Stobberingh, E. E. (2006). Factors influencing the composition of the intestinal microbiota in early infancy. Pedia-trics, 118 (2), 511–521.

22 Fanaro, S., Chierici, R., Guerrini, P., & Vigi, V. (2003). Intestinal microflora in early infancy: composition and development. Acta Paediatrica, 92 (s441), 48–55.

23 Claesson, M. J., Jeffery, I. B., Conde, S., Power, S. E., O' Connor, E. M., Cusack, S., ... Fitzgerald, G. F. (2012). Gut microbiota composition correlates with diet and health in the elderly. Nature, 488 (7410), 178–184.

24 Magee, E. A., Richardson, C. J., Hughes, R., & Cummings, J. H. (2000). Contribution of dietary protein to sulfide production in the large intestine: an in vitro and a controlled feeding study in humans. The American Journal of Clinical Nutrition, 72 (6), 1488–1494.

25 Tomlin, J., Lowis, C., & Read, N. W. (1991). Investigation of normal flatus production in healthy volunteers. Gut, 32 (6), 665–669.

26 Stanford Primary Care Clinics. (o. J.) Patient Information. Gas in the digestive tract. Abgerufen von http://sim.stanford.edu/resources/smg_patient_info/GAS09-09.pdf

27 Furne, J. K., & Levitt, M. D. (1996). Factors influencing fre quency of flatus emission by healthy subjects. Digestive Diseases and Sciences, 41 (8), 1631–1635.

28 Levitt et al., 1998.

29 van der Kolk, M. B. M., Bender, M. H. M., & Goris, R. J. A. (1999). Acute abdomen in mentally retarded patients: role of aerophagia. Report of nine cases. The European Journal of Surgery, 165 (5), 507–511.

30 Basaran, U. N., Inan, M., Aksu, B., & Ceylan, T. (2007). Colon perforation due to pathologic aerophagia in an intellectually disabled child. Journal of Paediatrics and Child Health, 43 (10), 710–712.

31 Haug, T. T., Mykletun, A., & Dahl, A. A. (2004). The association between anxiety, depression, and somatic symptoms in a large population: the HUNT-II study. Psychosomatic Medicine, 66 (6), 845–851.

32 Haug, T. T., Mykletun, A., & Dahl, A. A. (2002). Are anxiety and depression related to gastrointestinal symptoms in the general population? Scandinavian Journal of Gastroenterolo-gy, 37 (3), 294–298.

33 Appleby, B. S., & Rosenberg, P. B. (2006). Aerophagia as the initial presenting symptom of a depressed patient. Primary Care Companion to the Journal of Clinical Psychiatry, 8 (4), 245–246.

34 Martens, U., Enck, P., Matheis, A., Herzog, W., Klosterhalfen, S., Rühl, A., ... Sammet, I. (2010). Motivation for psychotherapy in patients with functional gastrointestinal disorders. Psycho- somatics, 51 (3), 225–229.

35 Suarez, F. L., Springfield, J., & Levitt, M. D. (1998). Identification of gases responsible for the odour of human flatus and evaluation of a device purported to reduce this odour. Gut, 43 (1), 100–104.

36 Snel, J., Burgering, M., Smit, B., Noordman, W., Tangerman, A., Winkel, E. G., & Kleerebezem, M. (2011). Volatile sulphur compounds in morning breath of human volunteers. Archives of Oral Biology, 56 (1), 29–34.

37 Winham, D. M., & Hutchins, A. M. (2011). Perceptions of flatulence from bean consumption among adults in 3 feeding studies.

Nutrition Journal, 10 (1), 128.

38 Agah, S., Taleb, A. M., Moeini, R., Gorji, N., & Nikbakht, H. (2013). Cumin extract for symptom control in patients with irritable bowel syndrome: a case series. Middle East Journal of Digestive Diseases, 5 (4), 217–222.

39 Onyenekwe, P. C., Njoku, G. C., & Ameh, D. A. (2000). Effect of cowpea (Vigna unguiculata) processing methods on flatus causing oligosaccharides. Nutrition Research, 20 (3), 349–358.

40 Lavoie, A. (10. September 2009). Oldest-known fibers to be used by humans discovered. Harvard Gazette. Abgerufen von http://news.harvard.edu/gazette/story/2009/09/oldest-known- fibers-discovered

41 Max Rubner-Institut, Bundesforschungsinstitut für Ernährung und Lebensmittel. (2008). Nationale Verzehrsstudie II. Abge-rufen von https://www.bmel.de/SharedDocs/Downloads/ Ernaehrung/NVS_ErgebnisberichtTeil2.pdf?__blob=publicationFile

42 Schnorr, S. L., Candela, M., Rampelli, S., Centanni, M., Consolandi, C., Basaglia, G., ··· Crittenden, A. N. (15. April 2014). Gut microbiome of the Hadza hunter-gatherers. Nature Communications, 5 (3654). doi: 10.1038/ncomms4654

43 Catassi, C., Gatti, S., & Fasano, A. (2014). The new epidemiolo gy of celiac disease. Journal of Pediatric Gastroenterology and Nutrition, 59, S. 7–9.

44 Rabbani, G. H., Larson, C. P., Islam, R., Saha, U. R., & Kabir, A. (2010). Green banana supplemented diet in the home management of acute and prolonged diarrhoea in children: a community based trial in rural Bangladesh. Tropical Medicine & International Health, 15 (10), 1132–1139.

45 Rabbani, G. H., Teka, T., Saha, S. K., Zaman, B., Majid, N., Khatun, M., ... Fuchs, G. J. (2004). Green banana and pectin improve small intestinal permeability and reduce fluid loss in Bangladeshi children with persistent diarrhea. Digestive Diseases and Sciences, 49 (3), 475–484.

46 Universität Hohenheim. (o. J.). Steviolglykosid – ein Süßstoff aus der Pflanze Stevia rebaudiana BERTONI. Abgerufen von https:// stevia.uni-hohenheim.de

47 Suez, J., Korem, T., Zeevi, D., Zilberman-Schapira, G., Thaiss, C. A., Maza, O., ... Kuperman, Y. (2014). Artificial sweeteners induce glucose intolerance by altering the gut microbiota. Na-ture, 514 (7521), 181–186.

48 Haslam, N. (2012). Psychology in the Bathroom. London: Palgrave Macmillan.

49 Bundesamt für Verbraucherschutz und Lebensmittelsicherheit & Paul-Ehrlich-Gesellschaft für Chemotherapie e. V. (2016). GERMAP 2015 – Bericht über den Antibiotikaverbrauch und die Verbreitung von Antibiotikaresistenzen in der Human- und Veterinärmedizin in Deutschland. Rheinbach: Antiinfectives Intelligence Gesellschaft für klinisch-mikrobiologische Forschung und Kommunikation mbH.

50 D' Souza, A. L., Rajkumar, C., Cooke, J., & Bulpitt, C. J. (2002). Probiotics in prevention of antibiotic associated diarrhoea: meta-analysis. BMJ, 324 (7350), 1361.

51 Ford, A. C., Quigley, E. M., Lacy, B. E., Lembo, A. J., Saito, Y. A., Schiller, L. R., ... Moayyedi, P. (2014). Efficacy of prebiotics, pro biotics, and synbiotics in irritable bowel syndrome and chronic idiopathic constipation: systematic review and meta-analysis. The American

Journal of Gastroenterology, 109 (10), 1547–1561.52 Eckburg, P. B., Bik, E. M., Bernstein, C. N., Purdom, E., Dethlefsen, L., Sargent, M., ... Relman, D. A. (2005). Diversity of the human intestinal microbial flora. Science, 308 (5728), 1635–1638.

53 Huff, B. A. (2004). Caveat emptor.»Probiotics« might not be what they seem. Canadian Family Physician, 50 (4), 583–587.

54 Whorwell, P. J., Altringer, L., Morel, J., Bond, Y., Charbonneau, D., O' Mahony, L., ... Quigley, E. M. (2006). Efficacy of an en capsulated probiotic Bifidobacterium infantis 35624 in women with irritable bowel syndrome. The American Journal of Gast-roenterology, 101 (7), 1581–1590.

55 Kajander, K., Hatakka, K., Poussa, T., Färkkilä, M., & Korpela, R. (2005). A probiotic mixture alleviates symptoms in irritable bowel syndrome patients: a controlled 6 month interventi-on. Alimentary Pharmacology & Therapeutics, 22 (5), 387–394.

56 Kim, H. J., Vazquez Roque, M. I., Camilleri, M., Stephens, D., Burton, D. D., Baxter, K., ... Zinsmeister, A. R. (2005). A rando-mized controlled trial of a probiotic combination VSL# 3 and placebo in irritable bowel syndrome with bloating. Neurogast-roenterology & Motility, 17 (5), 687–696.

57 Haslam, 2012.

58 Haug et al., 2002.

59 Cigrang, J. A., Hunter, C. M., & Peterson, A. L. (2006). Behavioral treatment of chronic belching due to aerophagia in a normal adult. Behavior Modification, 30 (3), 341–351.

60 Haslam, 2012.

61 Keefer, L., & Blanchard, E. B. (2001). The effects of relaxation response meditation on the symptoms of irritable bowel

syndrome: results of a controlled treatment study. Behaviour Research and Therapy, 39 (7), 801–811.

62 Jarrett, M., Heitkemper, M., Cain, K. C., Burr, R. L., & Hertig, V. (2000). Sleep disturbance influences gastrointestinal symptoms in women with irritable bowel syndrome. Digestive Diseases and Sciences, 45 (5), 952–959.

63 Lu, W. Z., Gwee, K. A., & Ho, K. Y. (2006). Functional bowel disorders in rotating shift nurses may be related to sleep disturbances. European Journal of Gastroenterology & Hepatology, 18 (6), 623–627.

64 Tchibo. (2015). Kaffee in Zahlen . Hamburg: brand eins wissen.

65 Cornelis, M. C., El-Sohemy, A., Kabagambe, E. K., & Campos, H. (2006). Coffee, CYP1A2 genotype, and risk of myocardial infarction. Jama, 295 (10), 1135–1141.

66 Heinrich, H., Goetze, O., Menne, D., Iten, P. X., Fruehauf, H., Vavricka, S. R., ... Fox, M. (2010). Effect on gastric function and symptoms of drinking wine, black tea, or schnapps with a Swiss cheese fondue: randomised controlled crossover trial. BMJ, 341, c6731.

67 Wilmot, E. G., Edwardson, C. L., Achana, F. A., Davies, M. J., Gorely, T., Gray, L. J., ... Biddle, S. J. (2012). Sedentary time in adults and the association with diabetes, cardiovascular disease and death: systematic review and meta-analysis. Diabetologia, 55 (11), 2895–2905.

68 Lee, I. M., Shiroma, E. J., Lobelo, F., Puska, P., Blair, S. N., Katz-marzyk, P. T., & Lancet Physical Activity Series Working Group. (2012). Effect of physical inactivity on major non-communicab -le diseases worldwide: an analysis of burden of disease and life expectancy. The Lancet, 380 (9838), 219–229.

69 Johannesson, E., Simrén, M., Strid, H., Bajor, A., & Sadik, R. (2011). Physical activity improves symptoms in irritable bowel syndrome: a randomized controlled trial. The American Journal of Gastroenterology, 106 (5), 915–922.

70 Dainese, R., Serra, J., Azpiroz, F., & Malagelada, J. R. (2004). Effects of physical activity on intestinal gas transit and evacuation in healthy subjects. The American Journal of Medicine, 116 (8), 536–539.

71 Villoria, A., Serra, J., Azpiroz, F., & Malagelada, J. R. (2006). Physical activity and intestinal gas clearance in patients with bloating. The American Journal of Gastroenterology, 101 (11), 2552–2557.

72 Niaki, M. T., Atarod, Z., Omidvar, S., Zafari, M., Aghamoham-madi, A., Asadi, T., & Rastegar, T. (2016). Comparing the effects of cumin, peppermint, and milk of magnesia on gastrointestinal complications after Caesarean section. Global Journal of Health Science, 8 (12), 78–86.

73 Agah et al., 2013.

74 Hajlaoui, H., Mighri, H., Noumi, E., Snoussi, M., Trabelsi, N., Ksouri, R., & Bakhrouf, A. (2010). Chemical composition and biological activities of Tunisian Cuminum cyminum L. essential oil: a high effectiveness against Vibrio spp. strains. Food and Chemical Toxicology, 48 (8), 2186–2192.

75 Okeniyi, J. A., Ogunlesi, T. A., Oyelami, O. A., & Adeyemi, L. A. (2007). Effectiveness of dried Carica papaya seeds against hu man intestinal parasitosis: a pilot study. Journal of Medicinal Food, 10 (1), 194–196.

76 Kaur, L., Rutherfurd, S. M., Moughan, P. J., Drummond, L., & Boland, M. J. (2010). Actinidin enhances protein digestion in the small intestine as assessed using an in vitro digestion mo-del. Journal of

Agricultural and Food Chemistry, 58 (8), 5074–5080.

77 Margolin, K. A., & Green, M. R. (1984). Polymicrobial enteric septicemia from coffee enemas. Western Journal of Medicine, 140 (3), 460.

78 Eisele, J. W., & Reay, D. T. (1980). Deaths related to coffee enemas. Jama, 244 (14), 1608–1609.

79 Mishori, R., Otubu, A., & Jones, A. A. (2011). The dangers of colon cleansing. Journal of Family Practice, 60 (8), 454–457.

80 Lindgren, T., Runeson, R., Wahlstedt, K., Wieslander, G., Dammström, B. G., & Norbäck, D. (2012). Digestive functional symptoms among commercial pilots in relation to diet, insom-nia, and lifestyle factors. Aviation, Space, and Environmental Medicine 83 (9), 872–878.

81 Pommergaard, H. C., Burcharth, J., Fischer, A., Thomas, W. E., & Rosenberg, J. (2013). Flatulence on airplanes: just let it go. The New Zealand Medical Journal, 126 (1369), 68–78.

82 Muhm, J. M., Rock, P. B., McMullin, D. L., Jones, S. P., Lu, I. L., Eilers, K. D., ... McMullen, A. (2007). Effect of aircraft-cabin altitude on passenger discomfort. The New England Journal of Medicine, 357 (1), 18–27.

83 Fox News. (18. Januar 2016). Handwritten plea to flight atten dant about ›farting‹ passenger goes viral. Fox News Travel. Abgerufen von: http://www.foxnews.com/travel/2016/01/18/ handwritten-plea-for-help-to-flight-attendant-about-farting-passenger-goes. html

84 Sanjoaquin, M. A., Appleby, P. N., Spencer, E. A., & Key, T. J. (2004). Nutrition and lifestyle in relation to bowel movement frequency: a cross-sectional study of 20.630 men and women in EPIC-Oxford. Public Health Nutrition, 7 (1), 77–83.

HealthTree 健康樹 健康樹系列 119

護腸胃‧抗脹氣 14 天計畫

Das Pups-Tabu: Was wirklich gegen Blähungen hilft – und dem Darm guttut

作　　　者	楊‧賴恩 Jan Rein
譯　　　者	羅秀青
總 編 輯	何玉美
主　　　編	紀欣怡
責任編輯	林冠妤
封面設計	張天薪
版面設計	葉若蒂
內文排版	許貴華

出版發行	采實文化事業股份有限公司
行銷企劃	陳佩宜‧黃于庭‧馮羿勳
業務發行	盧金城‧張世明‧林踏欣‧林坤蓉‧王貞玉
國際版權	王俐雯‧林冠妤
印務採購	曾玉霞
會計行政	王雅蕙‧李韶婉
法律顧問	第一國際法律事務所　余淑杏律師
電子信箱	acme@acmebook.com.tw
采實官網	www.acmebook.com.tw
采實臉書	www.facebook.com/acmebook01

I S B N	978-957-8950-72-6
定　　　價	350 元
初版一刷	2018 年 12 月
劃撥帳號	50148859
劃撥戶名	采實文化事業股份有限公司
	104 臺北市中山區建國北路二段 92 號 9 樓
	電話：(02)2518-5198　傳真：(02)2518-2098

國家圖書館出版品預行編目資料

護腸胃.抗脹氣 14 天計畫 / 楊.賴恩 (Jan Rein) 著；羅秀青譯. -- 初版. --
臺北市：采實文化, 2018.12
面；　公分. -- (健康樹系列；119)
譯自：Das Pups-Tabu：was wirklich gegen Blähungen hilft - und dem
Darm guttut
ISBN 978-957-8950-72-6(平裝)

1. 消化系統疾病 2. 胃腸疾病 3. 保健常識

415.5　　　　　　　　　　　　　　　　　　　　107018220